中华脉诀精注精译精解丛书

濒湖脉学

精注／精译／精解

编

著◎薛飞飞

中国中医药出版社

·北 京·

U0308781

图书在版编目（CIP）数据

濒湖脉学精注精译精解 / 薛飞飞编著 . —北京：中国中医药出版社，2018.6（2019.7 重印）

（中华脉诀精注精译精解丛书）

ISBN 978-7-5132-3380-4

Ⅰ . ①濒⋯ Ⅱ . ①薛⋯ Ⅲ . ①脉学–中国–明代 ②《濒湖脉学》–注释 ③《濒湖脉学》–译文 Ⅳ . ① R241.1

中国版本图书馆 CIP 数据核字（2016）第 102219 号

中国中医药出版社出版

北京经济技术开发区科创十三街31号院二区8号楼

邮政编码　100176

传真 010-64405750

河北仁润印刷有限公司

各地新华书店经销

开本 880×1230　1/32　印张 8　字数 169 千字

2018 年 6 月第 1 版　2019 年 7 月第 2 次印刷

书号　ISBN 978 – 7 – 5132 – 3380 – 4

定价 39.00 元

网址　www.cptcm.com

社 长 热 线　010-64405720

购 书 热 线　010-89535836

维 权 打 假　010-64405753

微信服务号　zgzyycbs

微商城网址　https://kdt.im/LIdUGr

官 方 微 博　http://e.weibo.com/cptcm

天猫旗舰店网址　https://zgzyycbs.tmall.com

如有印装质量问题请与本社出版部联系（010-64405510）

版权专有　侵权必究

《中华脉诀精注精译精解丛书》
编委会

总 主 编　陈家旭

副 主 编　邹小娟

编　　委　（排名不分先后）

陈家旭（北京中医药大学）

邹小娟（湖北中医药大学）

薛飞飞（暨南大学）

祝美珍（广西中医药大学）

陈云志（贵阳中医药大学）

倪祥惠（山东大学附属省立医院）

岳利峰（北京中医药大学东直门医院）

孙贵香（湖南中医药大学）

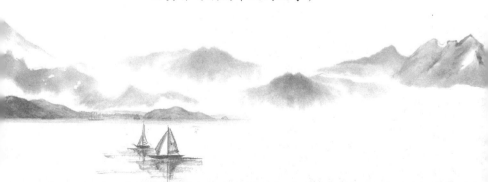

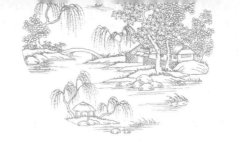

总序言

　　中华脉学是中医学的重要组成部分。脉诊是中医人不可或缺的重要技能之一。唐代杰出的医学家孙思邈曾这样说过："夫脉者，医之大业也。既不深究其道，何以为医者哉！"可以想见，脉学在中医学领域的地位举足轻重。

　　早在《黄帝内经》中，就提出了三部九候脉法，在《难经》中则更是提出独取寸口诊脉法，《伤寒杂病论》中也是极其重视平脉辨证的，直到王叔和的《脉经》问世，把脉诊从学术的地位上升到学科的地位。

　　脉诊是中医临床工作人员的必备技能。明代著名的医学家徐春甫说："脉为医之关键，医不察脉，则无以别证；证不别，则无可以措治。医惟明脉，则诚为良医，诊候不明，则为庸妄。"指出脉学是评判医者水平的标准。

　　然而，学习脉诊的难度又是业界所公认的。就连脉学的开山祖师王叔和也发出"胸中了了，指下难明"

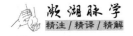

的感叹；唐代著名医学家许胤宗也有"意之所解，口莫能宣"的感慨，清代闻名遐迩的医学家吴瑭也认为"四诊之法，惟脉最难，亦惟脉最可凭也"。这也说明脉学是中医学里最难学但又最重要的内容。

那么，脉学究竟能不能学好呢？答案是肯定的，但要学好脉学，不背一些脉诀怎么行？然而古今脉诀以歌诀体裁写成，犹怪世夐文隐，年移代革，其中隐藏的深意并非浅学所能窥造，因此，详细注解、翻译、阐发脉诀，对于后学者大有裨益。

"望龙光知古剑，觇宝气辨明珠"，事实上，中华脉学不啻古剑、明珠般宝贵。本套丛书精选《濒湖脉学》《诊家正眼》《脉诀汇辨》《脉药联珠》《四诊心法》《脉诀乳海》书中的脉诀部分，对歌诀进行精细校对，对术语生字详细注解，把歌赋心法进行白话翻译，对疑难重点详细解读。以期从多层面、多角度来阐发脉学真谛，揭开具有"脉理渊微，其体难辨"的脉学的神秘面纱，使"跨越时空、跨越国度、富有永恒魅力、具有现代价值"的中医学绽放异彩。

陈家旭

2017 年 7 月于北京中医药大学

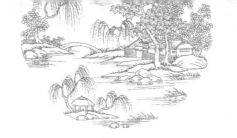

内容提要

《濒湖脉学》是明代李时珍所编撰的一部脉学专著，撰于1564年。全书分为两部分，第一部分为"七言歌诀"，详细描述浮、沉、迟、数等27种脉象，每种脉象由体状诗、相类诗、主病诗、分部诗等组成。后半部分为"四言歌诀"，为其父李言闻（字子郁，号月池）根据宋代崔嘉彦的《紫虚脉诀》加以删补而成。《濒湖脉学》系统总结了脉象、脉理、脉法、脉形、五脏平脉、妇儿脉和真脏脉的脉象及其意义等。原著采用歌诀的方式，体例齐整，内容切合临床，读起来押韵上口，易学好记。该书从问世以来，一直受到历代医家的重视和推崇，对促进中医脉学理论和临床的发展起到了举足轻重的作用。

本书适合研究中医诊法的专业人士和初学者作为指导参考书。

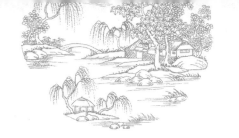

前　言

　　脉诊是中医诊断的精髓，有着两千多载的悠久历史，在中医理论中占有举足轻重的地位，如何正确掌握切脉原则和技术，更加有效地进行四诊合参，无疑是中医诊断学习中的重点。可是由于脉诊"脉理精微，其体难辨"，易有"心中了了，指下难明"之惑，常常使初学者在学习或者临床应用中望而却步。

　　李时珍（1518—1593），字东璧，晚年自号濒湖山人，蕲州（今湖北蕲春县）人，明代著名医药学家。《濒湖脉学》是其撷取《黄帝内经》《脉经》等诸书精华，结合自己的经验撰著而成。作者继承了正统的脉学理论，博采历代各家之长，对经义大加发挥，文体齐整明了，朗朗上口，易于诵记，是学习者始谙脉法必读之书。但其成书年代久远，有些文辞稍嫌古奥，不易理解；内容对于初学者而言，也略失于简洁。为

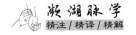

了使此极具价值的脉学专著更好地发挥作用，我们对该书疑难生僻字词做了注释，将原文直译为现代文，并结合临床对脉理进行了详细阐述，以期使广大读者更加易于学习和掌握。

本书以《四库全书》所收之《濒湖脉学》为蓝本，选取歌诀部分，按照原著照录。将繁体字更换为简体字，标点符号按照现代语法规范做了修改。在保留底本原貌的基础上，将李时珍对于 27 种脉象的主体内容置于全书之首，冠"七言脉诀"为名，作为该书的第一章；将其父李言闻根据宋代崔嘉彦的《紫虚脉诀》加以删补而成的"四言举要"放之其后，成为第二章；并设 [原文] [提要] [注释] [译文] [解析] 五项。其中 [原文] 即出于《濒湖脉学》，顺序内容都严格忠于原著。[提要] 为原文内容的简要概括，旨在让读者可以从中透知原文大意。[注释] 中对原著中生僻难懂或者古今异义的字和词语进行了标注，对疑难词句进行了解释，并进行了必要的校勘。[译文] 部分对原文进行了白话解，力争用通俗直白的现代文以确切表达原著要旨。[解析] 对于原文中未能尽释的相关脉学知识，结合现代研究、临床心得，进行了梳理，以便扩展读者的脉学知识，加深对原文的理解。

本书在编写过程中，参考了北京中医药大学基础理论教研室编写的《濒湖脉学白话解》（第一版）、任健编著的《濒湖脉学白话解》，以及周幸来主编的《濒湖脉学应用新解》，在此向诸书作者致谢。

希望本书对中医专业人士和中医爱好者学习脉法脉理有所裨益。由于编者学识有限，错误纰漏在所难免，恳请广大读者批评斧正，以便再版时修订提高。

薛飞飞

2017 年 11 月

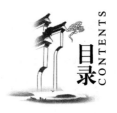

目录 CONTENTS

濒湖脉学
精注 / 精译 / 精解

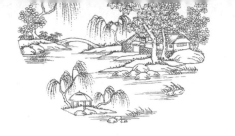

第一章　七言脉诀

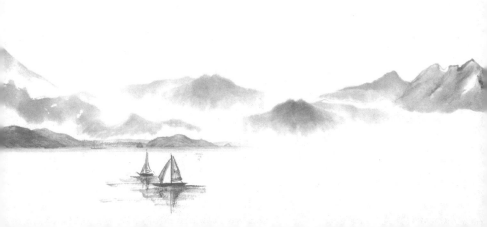

一、浮（阳）

（一）体状诗

【原文】

浮脉惟①从肉上行，如循②榆荚③似毛轻。三秋得令④知无恙⑤，久病逢之却可惊。

【提要】

此段讲浮脉的脉象。

【注释】

①惟：仅，只。

②循：通"揗"。抚慰；摩；抚摩。此处指轻按、轻取。

③榆荚：指榆钱。

④令：时令，季节，此处指秋季。

⑤恙：疾病。

【译文】

浮脉仅呈现于机体皮肤表层，指下感觉就像轻轻地抚摸在榆荚或羽毛上。在秋季如见到浮脉是没有疾病的表现，久病的人见到浮脉可能是病情危重的表现，需要注意。

【解析】

浮脉的形成，多因外邪侵袭肌表，体内卫阳之气抵抗外邪则正气外充，阳气浮越，鼓于表而致。故浮脉脉位表浅，轻指力即可应指。若久病之人，出现浮脉，就要考虑是否气血阴阳耗伤严重，阳气大伤，虚阳外越不能内守之危象，此时脉浮大而无力。

（二）相类诗

【原文】

浮如木在水中浮，浮大中空乃是芤①。拍拍②而浮是洪脉，来时虽盛去悠悠③。

浮脉轻平似捻④葱，虚来迟大豁然⑤空。浮而柔细方为濡，散似杨花无定踪。

【提要】

此段讲与浮脉相类似脉象的鉴别要点。

【注释】

①芤：音 kōu，葱的别称。此处指芤脉，一种浮大而中空的脉象。

②拍拍：指脉象搏动有力。

③悠悠：缓慢之意，形容脉象从容不迫，去势和缓。

④捻：按之意。

⑤豁然：开通、开阔之意。此指脉象空豁无力。

【译文】

浮脉似水中的漂木，浮大中空为芤脉；来势汹涌如波涛拍岸，去势减缓而衰弱的为洪脉；浮取迟大且按之空豁、寸、关、尺三部皆无力为虚脉；浮而轻柔无力且脉体细小的是濡脉；若出现散脉，则脉体浮大而散，似杨花飘落，至数不匀，行踪难定。

【解析】

浮脉的相类脉有：洪脉、虚脉、濡脉和散脉。一般的"浮"脉，有如木块漂浮在水面上，轻缓地飘动着。如果浮而显大，稍重按却有一种中间空虚的感觉，这叫作"芤"脉，黎民寿在《决脉精要》里说："如捻葱叶，则混于芤脉矣。"后世医家也多用"葱叶"来形容芤脉，说明芤脉血少脉空；如果脉浮而拍拍地搏动有力，这叫作"洪"脉。"洪"脉，在触手的时候（来时）虽然感觉有劲，但当它下落（去）的时候，却又慢慢地减弱了。正常的"浮"脉，比较轻缓而平和，有如捻着葱管，劲不太大。假使脉浮而搏动迟缓，虽觉稍大，却是空豁无力的，这叫作"虚"脉；假使脉浮而柔弱细小，这叫作软脉（即濡脉）；至于脉来漫无根蒂，去来不明，好像飞散无定的杨花一样，这是"散"脉了。

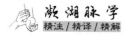

（三）主病诗

【原文】

浮脉为阳表病居①，迟风数热紧寒拘②。浮而有力多风热，无力而浮是血虚。

【提要】

此段讲浮脉的主病。

【注释】

①居：位于。

②寒拘：拘，限制、约束。寒拘，指由于寒邪凝滞，肌表筋脉拘紧、牵强不伸之意。

【译文】

浮脉为阳脉，多主表证。浮兼迟多主中风，浮兼数主热病在表，浮兼紧主寒邪外束。浮而有力多主风热，浮而无力见于久病多主血虚。

【解析】

浮脉是出现在肌肉浅层的脉象，手指不须用力便可摸到。临床诊察浮脉，最主要的是从有力和无力来分辨，有力，多为风、寒、痰、热等病邪的征象；无力，则是属于气血虚损的多。因此浮脉虽多主表，但并不是说凡见表证则必现浮脉，或凡是见浮脉都为表证。临床上当结合病人体质、患病深浅和病邪性质详细分析之。

（四）分部诗

【原文】

寸浮头痛眩①生风，或有风痰聚在胸。关上②土衰兼木旺③，尺中溲④便不流通。

【提要】

此段讲寸关尺三部见浮脉之主病。

【注释】

①眩：症状名。指眩晕。

②关上：即关部，寸口脉分为寸、关、尺三部，关部位于桡骨茎突处。

③土衰兼木旺：指肝旺脾虚。

④溲便：溲，指小便。便，指大便。此处泛指大小便。

【译文】

若浮脉见于寸部，常为头痛眩晕，或见于风痰之邪聚于胸中。若浮脉见于关部，则多为脾虚肝旺。左关浮，主肝阳有余；右关浮，主脾气偏衰。两尺见脉浮，主肾气衰，可见二便不利。

【解析】

寸、关、尺三部，可以诊察上、中、下三焦的病变。所以风邪在上，扰动清窍则可见头痛、目眩。风热痰浊聚积在胸

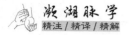

膈，则上焦气机不畅，此二者皆可于寸部见浮脉。脾胃属中焦，脾气虚弱、鼓动无力，又被肝气所乘，关部脉多见浮；肾和膀胱属下焦，肾气不足，膀胱气化不利，大小便不通，尺部脉多见浮。

二、沉（阴）

（一）体状诗

【原文】

水行润下脉来沉，筋骨之间软滑匀。女子寸兮男子尺[①]，四时如此号为平[②]。

【提要】

此段讲沉脉的脉象。

【注释】

①女子寸兮男子尺：兮（xī），文言助词，相当于现代的"啊"或"呀"。女子寸部脉、男子尺部脉多沉，属正常脉象。

②平：平脉，即正常脉象。

【译文】

水的本性总是滋润下走的，沉脉也如水性一样，总是出现于肌肉的深部，筋骨之间，唯重按始得。若其势软而滑利均匀，女子寸部脉或男子尺部出现沉脉，且四时皆如此，可称为平脉。

【解析】

沉脉的形成有两个方面，一为邪实内郁，正气尚盛，邪正相争于里，致气滞血阻，阳气被遏，不能鼓搏脉气于外，故脉沉而有力，可见于气滞、血瘀、食积、痰饮等病证；二为气血不足，或阳虚气乏，无力升举鼓动，故脉沉而无力，可见于各脏腑的虚证。男子以阳为主，以气为本，气属阳易升浮，应于脉则不足于尺而沉。女子以阴为主，以血为本，血属阴易沉下，应于脉则不足于寸而沉。只要一年四季的搏动都是如此，即为平和的正常脉象。

（二）相类诗

【原文】

沉帮①筋骨自调匀，伏则推筋着骨寻②。沉细如绵真弱脉，弦长实大是牢形。

【提要】

此段讲与伏、弱、牢几种沉脉相类似脉象的鉴别要点。

【注释】

①帮：物体周边的部分。引申为贴近、靠近之意。

②推筋着骨寻：必须重按推筋着骨方能触到脉搏。

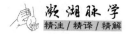

③沉细如绵：指脉象沉而细软如棉。

【译文】

沉脉的脉象在筋骨之间柔和均匀地搏动。若重按至推筋着骨方可触到脉动为伏脉。若沉细柔软如绵状为弱脉。沉而弦长实大的是牢脉的脉象。

【解析】

沉脉的相类脉有：伏脉、弱脉、牢脉。一般的沉脉，都是靠近筋骨之间，软滑而均匀地跳动着的。其他相类脉脉形相似却不同，临床实践中应仔细鉴别。伏脉重按推筋着骨始得，甚则伏而不见。其具体特点是脉管搏动的部位比沉脉更深，隐伏于筋下，附着于骨上。因此，诊脉时浮取、中取均不见，需用重指力直接按至骨上，推动筋肉才能触到脉动，甚至伏而不见。弱脉沉细无力而软，其具体特点是位沉、形细、势软。由于脉管细小不充盈，其搏动部位在皮肉之下靠近筋骨处，指下感到细而无力。牢脉沉取实大弦长，坚牢不移，其具体特点是脉位沉长，脉势实大而弦。牢脉轻取、中取均不应，沉取始得，但搏动有力，势大形长，为沉、弦、大、实、长五种脉象的复合脉。

（三）主病诗

【原文】

沉潜水蓄①阴经病②，数热迟寒滑有痰。无力而沉虚与气，沉而有力积^③并寒。

【提要】

此段讲沉脉的主病。

【注释】

①蓄：蓄积，聚积。

②阴经病：此处指阴证。水饮为有形之邪，属阴。

③积：病证名，指气滞、血瘀、痰食结聚于体内而成的固定不移的有形包块。

【译文】

沉脉可主水停于内的阴证，沉数主里热，沉迟主里寒，沉滑主痰饮水肿。沉而无力为里虚，沉而有力主积滞和实寒。

【解析】

沉脉作为六纲脉之一，是脉位深沉的象征。沉脉多主里证，有力为里实；无力为里虚。此外胖人见沉脉，冬季脉象偏沉，部分人两手六脉皆沉细而无临床症状，也为常脉。沉脉亦可见于表证。如明代张介宾《景岳全书·正脉十六部》曰："其有寒邪外感，阳为阴蔽，脉见沉紧而数，及有头疼身热等证者，证属表邪，不得以沉为里也。"故临床不可拘泥，应四诊合参。

（四）分部诗

【原文】

寸沉痰郁①水停胸，关主中寒痛不通。尺部浊遗②并泄利，肾虚腰及下元痌③。

【提要】

此段讲寸关尺三部见沉脉之主病。

【注释】

①痰郁：病证名。指痰气郁结，六郁之一。

②浊遗：浊，指肾气不固、湿浊下注所致的小便浑浊之证，亦称"淋浊"。遗，指肾气不固、君相火旺所致之遗精、遗尿。

③下元痌：痌，音 tóng，同"痛"，疼痛。下元，下焦，包括肝肾。

【译文】

寸部的沉脉可见水停于胸，关部沉脉可见脾胃寒凝气滞，尺部沉脉可见淋浊、遗溺、遗精等症，也可见于由于肾精不足引起的腰痛、小腹作痛。

【解析】

沉脉分见于三部，也各有所主。寸部候上焦（心胸），痰邪郁闭或水饮停蓄积于胸膈，阳气受阻或者阳气衰微，则多见寸脉沉。关部候中焦（脾胃），寒凝中焦，不能鼓动脉气，气滞而痛，故多见关脉沉。尺部候下焦（肾），由于下焦元阳亏损所致之淋浊、遗溺、遗精、泄痢或肾虚腰痛、小腹作痛等下焦病症，可见尺脉沉。

三、迟（阴）

（一）体状诗

【原文】

迟来一息至惟①三，阳不胜阴②气血寒。但把浮沉分表里③，消阴须益火之原④。

【提要】

此段讲迟脉的脉象特点。

【注释】

①惟：仅，只。

②阳不胜阴：正常人体应阴平阳秘，阳不胜阴指阳虚而阴盛。

③表里：指病位之表里。诊察迟脉时以脉位浮、沉区分病位在表、在里，即浮迟为表寒，沉迟为里寒。

④益火之原：来源于"益火之源，以消阴翳"。益火，即补阳。指对于阳虚不能制阴，而造成阴寒之气相对偏盛的病证，当采用扶阳益火之法。

【译文】

迟脉一息脉动仅三次，其成因可能是阳虚阴盛、气血不足、虚寒内生等。在诊察迟脉时，还需结合脉位的浮沉深浅来辨别病位的表里。而治疗阴偏胜之寒证应用温热药补益阳气的方法。

【解析】

迟脉的判断主要是根据脉搏跳动的至数。脉管的搏动有赖于阳气的推动，寒邪侵袭人体，困遏阳气，或阳气亏损，均可导致心动迟缓，气血凝滞，脉流不畅，使脉来迟慢。若为阴寒内盛而正气不衰的实寒证，则脉来迟而有力；若心阳不振，无力鼓运气血，则脉来迟而无力。故其治疗皆可"寒者热之"。

（二）相类诗

【原文】

脉来三至①号为迟，小快于迟作缓持。迟细而难知是涩②，浮而迟大以虚推③。

【提要】

此段讲缓、涩、虚等迟脉相类脉的鉴别要点。

【注释】

①三至：一呼一吸脉象跳动三次。

②涩: 脉来艰涩不畅。

③虚推: 可推知为虚脉。

【译文】

脉来一息三至的为迟脉; 比迟脉稍快的为缓脉 (一息四至); 迟而且脉形细小并脉来艰涩不畅的为涩脉; 脉迟而浮大无力的为虚脉。

【解析】

迟、缓、涩、虚四脉皆为脉率较慢的脉象, 属迟脉类。其中缓脉有生理病理之分。若脉来和缓, 一息四至, 应指均匀, 是脉有胃气的一种表现, 称为平缓, 多见于正常人; 若脉来怠缓无力, 弛纵不鼓的属病脉。涩脉脉来艰涩不畅, 如"轻刀刮竹", 其具体特点是脉形较细, 脉势滞涩不畅, 至数较缓而不匀, 脉力大小亦不均, 呈三五不调之状。虚脉则三部脉举之无力, 按之空虚, 其具体特点是脉搏搏动力量软弱, 寸、关、尺三部, 浮、中、沉三候均无力, 是脉管的紧张度减弱, 脉管内充盈度不足的状态。此四脉同中有异, 需结合临证辨识。

(三) 主病诗

【原文】

迟司①脏病或多痰, 沉痼癥瘕②仔细看。有力而迟为冷痛, 迟而无力定虚寒。

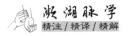

【提要】

此段讲迟脉的主病。

【注释】

①司：职掌，主管。

②沉痼癥瘕：痼（gù），痼疾，指积久难治的病。癥瘕，指腹内包块。推之不移，痛有定处的为癥，病属血分；推之可移，痛无定处，时聚时散的为瘕，病属气分。

【译文】

迟脉多主五脏疾病，也主痰饮内停，也可见于积久痼疾或癥瘕，迟而有力多为实寒冷痛，迟而无力必定为阳虚生寒。

【解析】

迟脉为至数较慢之脉，多属寒证。迟脉所主的寒证有两类，一是寒邪直犯脏腑所致的实寒证。由于寒邪伤阳，鼓动气血乏力，故脉迟而有力；若由于机体阳气亏虚，无力鼓动血行，则脉迟而无力。然而迟脉不仅可以见于寒证，如阳明腑实证，见邪热亢盛与糟粕相搏，结为燥屎，阻塞肠道，腑气壅滞不通，气血运行受阻，经隧阻滞，脉道不利，可见迟而有力的脉象。除此之外，迟脉也可见于正常人，如一些运动员或经常进行体育锻炼的人若见迟脉，可属正常的表现。正常人入睡后，脉率较慢，也可见生理性迟脉。

（四）分部诗

【原文】

寸迟必是上焦寒，关主中寒痛不堪①。尺是肾虚腰脚重②，溲便不禁③疝牵丸④。

【提要】

此段讲寸关尺三部分别见迟脉的主病。

【注释】

①痛不堪：疼痛剧烈，难以忍受。

②腰脚重：腰膝酸软、两足沉重。

③溲便不禁：大小便失禁。

④疝牵丸：疝，病名，疝气。指疝气牵引睾丸疼痛的症状。

【译文】

寸部脉迟多为上焦寒证，关部脉迟多见于中焦较重的寒痛，两尺部脉迟多主肾阳虚，可见腰腿酸软沉重，或二便失禁，或疝气牵引睾丸而痛。

【解析】

结合寸、关、尺三部分候脏腑的不同。寸主上焦，心胸部寒邪凝滞，阳气郁闭则两寸多见迟脉。关主中焦，阳气受阻则见积冷伤脾、癥结、挛筋等寒痛症，两关多见迟脉。尺主下焦，凡是阳虚肾虚火衰、腰脚重痛、溲便不禁、睾丸疝痛等，

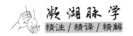

两尺多见迟脉。

从病机特点来看，沉脉与迟脉的病变皆与阳气有关。但沉脉主要病机为阴邪内积或阳气被遏，所以在治疗上宜攻宜散。至于迟脉，除阴盛之外常兼阳虚，故治法除散寒外，还应强调温补。

四、数（阳）

（一）体状诗

【原文】

数脉息间①常六至，阴微阳盛②必狂烦③。浮沉表里分虚实，惟有儿童作吉看④。

【提要】

此段讲数脉的脉象特征。

【注释】

①息间：一呼一吸之间。

②阴微阳盛：阴液不足之虚热证或阳热亢盛之实热证。

③狂烦：邪热扰动心神而发心烦或狂躁之证。

④吉看：无病的表现。儿童脉率较快，一息六至当视为正常之脉。

【译文】

数脉一次呼吸脉动6次，多见于阴液不足，阳气亢盛之火热证。其表现大都有精神烦躁，甚则狂言谵语。数脉有兼浮、沉、有力、无力之别。若脉浮数则为表热，沉数则为里热，数而无力则为虚热，数而有力则为实热。若儿童脉率一息六至当视为正常的脉象。

【解析】

数脉作为六纲脉之一，是脉搏跳动次数加快的象征。其形成机理为实热内盛，或外感病邪热亢盛，正气不衰，邪正相争，气血受邪热鼓动而运行加速，则见数而有力，往往热势越高脉搏越快。病久阴虚，虚热内生也可使气血运行加快，且因阴虚不能充盈脉道，而脉体细小，故阴虚者可见脉细数无力。但小儿为"纯阳之体"，脏腑清灵，生机旺盛，气机流畅，血行流利，故脉率较快，不得作病脉论。

（二）相类诗

【原文】

数比平人①多一至，紧来如数似弹绳②。数而时止③名为促，数见关中④动脉形。

【提要】

此段讲紧、促、动等数脉相类脉的鉴别要点。

【注释】

①平人：指正常人的脉象至数，一息四到五至。

②弹绳：如绷急的绳索，左右弹指。

③时止：脉搏跳动伴有无规律的停顿。

④数见关中：数脉只在关部中可以触及。

【译文】

数脉与常脉相比，一息多一至。紧脉虽与数脉相似，但脉形如牵绳转索，左右弹指。数脉若见无规律有歇止停顿的名为促脉。若脉数仅见于关部，且脉形短小的应为动脉。

【解析】

数脉与紧脉、促脉、动脉，因其在脉率上均较快，故为相类脉。而其脉形各异。如紧脉绷急弹指，状如牵绳转索，其具体特点是脉势紧张有力，坚搏抗指，脉管的紧张度、力度均比弦脉高，其指感比弦脉更加绷急有力，且有旋转绞动或左右弹指的感觉，但脉体较弦脉柔软。促脉脉来数而时有一止，止无定数，其具体特点是脉率较快且有不规则的歇止停顿。动脉仅见关部有脉，滑数有力，动脉具有短、滑、数三种脉象的特征，其脉搏搏动部位在关部明显，应指如豆粒动摇。

（三）主病诗

【原文】

数脉为阳热可知，只将君相火①来医。实宜凉泻②虚温补，肺病秋深却畏之。

【提要】

此段讲数脉的主病。

【注释】

①君相火：人体之火分为君火与相火。君火，指心火，因心为"君主之官"。相火，与"君火"相对。一般认为，相火寄藏于下焦肝肾，有温养脏腑，主司生殖的功能。二火相互配合，共同温养脏腑，推动人体功能活动。

②凉泻：用性寒凉之品具有清热泻火的功效。

【译文】

数脉为属阳的脉象，多主君相火之热证。实热宜选用清热泻火法，虚火宜选用温补之法。肺病阴伤之人在深秋时节见到数脉，病多凶险。

【解析】

数脉一般多主热证。火热既有属心、属肾的不同，更有属虚、属实的区分。其中脉来无力为虚火，脉来有力为实火。至于肺病伤阴的人，在秋季最忌见到数脉。因古人以肺气属秋，秋深的天气干燥，对肺病伤阴之人是不利的。如再见数脉，说明火热内盛，燔灼肺阴，治疗就更加困难了。除此之外，数脉还可出现在气血不足的里虚证中，心主血脉，主要依赖于心气的推动。若人体气血亏虚，为满足身体各脏腑、组织、器官生

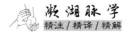

理功能的需要，心气勉其力而行之，则表现为心动变快而脉动加速、脉率增快，但必数而无力。若为阳虚阴盛，虚阳上浮；或为精血亏甚，无以敛阳，而致阳气外越，亦可见数而无力之脉。所以古人说"暴数者多外邪，久数者必虚损"。

（四）分部诗

【原文】

寸数咽喉口舌疮，吐红^①咳嗽肺生疡^②。当关^③胃火并肝火^④，尺属滋阴降火汤^⑤。

【提要】

此段讲寸关尺三部分别见数脉的主病。

【注释】

①吐红：指咯血、咳血，由邪热犯肺所致。

②肺生疡：指肺部邪热内壅，血败肉腐而致肺脏生疮，形成脓疡的一种病证。

③当关：指数脉见于关部。

④胃火并肝火：如果左关脉数，多见肝火上炎；右关脉数，常常是胃火内盛。

⑤滋阴降火汤：具有滋阴降火功效的方药。

【译文】

两寸脉数多主咽喉痛，口舌生疮，或见咳嗽咯血、肺热脓疡等证。两关脉数多为胃火或肝火炽盛。两尺脉数属阴虚火旺，此宜用滋阴降火之类的方药治疗。

【解析】

结合左右寸、关、尺三部来看，左寸候心，左寸脉数为心火炽盛，舌为心之外候，故可见口舌溃烂生疮。右寸脉候肺，右寸数为肺热炽盛，"喉为肺之门户"，故可见咽喉肿痛、咳嗽、咯血，甚至热壅血瘀而见肺生脓疡。右关候脾胃，右关脉数为胃火偏盛，可见胃部灼痛、消谷善饥、牙疼、口臭等。左关候肝，左关脉数为肝火炽盛，可见目赤肿痛、烦躁耳鸣、头晕头痛等。两尺候肾和命门，两尺脉数多见肾阴亏损，虚火亢盛，可出现腰膝酸软、潮热盗汗、遗精耳鸣等，宜用滋阴降火之法来治疗。

五、滑（阳中阴）

（一）体状相类诗

【原文】

滑脉如珠替替然[①]，往来流利却还前[②]。莫将滑数[③]为同类，数脉惟看至数间[④]。

【提要】

此段讲滑脉的脉象特征，以及与数脉的鉴别要点。

【注释】

①替替然：指持续不断。

②却还前：回转，回旋。

③滑数：指滑脉和数脉。

④惟看至数间：其要点只在一呼一吸之间的至数多少。

【译文】

滑脉像一颗颗滚动圆滑的珠子不断从指下溜过，往来十分流利又有回旋的感觉，不要将滑脉、数脉混作一类，数脉主要看至数的不同。

【解析】

这里指出了滑脉与数脉主要鉴别点。滑脉往来流利，应指圆滑，如盘走珠。其脉象特点是脉搏形态应指圆滑，如同圆珠滚动流畅，可见于寸关尺三部或某一部，但其至数与平脉相同，一息四、五至。其形成机理多由痰湿留聚，食积饮停，邪气内盛，充溃脉道，鼓动脉气，故脉见圆滑流利。火热之邪波及血分，血行加速，则脉来亦滑但必兼数。而数脉则是至数较快，一息六至。临床当详辨，不能混淆。

（二）主病诗

【原文】

滑脉为阳元气衰①，痰生百病②食③生灾。上为吐逆下蓄血④，女脉调时⑤定有胎⑥。

【提要】

此段讲滑脉的主病。

【注释】

①元气衰：此句语意不详。有人认为元气衰微，不能摄持肝肾之火，虚火入血分，则脉见滑象。可参。

②痰生百病：痰饮既是病理产物，又是致病因素。痰饮形成后，饮多留积于肠、胃、胸胁、腹腔及肌肤；而痰则随气机升降流行，内而脏腑，外至皮肉筋骨，无处不到，形成多种病证。

③食：此处指食积。

④蓄血：病证名。指外邪由表入里，热邪与血结于下焦，出现少腹急结、下血、神志如狂、发热等症状的病证。

⑤调时：指气血调和，身体无恙。

⑥有胎：有身孕。

【译文】

滑脉为阳脉，可见于元气虚衰，或痰饮、食积，也可主胃气上逆而致之呕吐，和血热互结在下之蓄血病。妇女若没有什么疾病而突然停经是怀孕的表现。

【解析】

滑脉多见于痰湿、食积和实热等病证。此外青壮年滑而和缓，为平人之脉，如张景岳云："若平人脉滑冲和，此是荣卫充实之佳兆。"《素问·玉机真脏论》言："脉弱以滑，是有胃气。"此外，妇女怀孕脉滑也为常脉，气血充盛则可养胎，故脉滑冲和略兼数。一般而言，滑主痰湿，浮滑多风痰，乃指风邪袭肺，肺布津失常而生之痰。沉滑多见于食积伤脾。滑数多见于痰热、湿热等。滑脉指下多有力，一般都属于阳气盛，稍有热的征象。

"主病诗"所讲"滑脉为阳元气衰"，似有不妥。清初张石顽之《诊宗三昧》所云："气虚则鼓动之力先微，脉何由而滑？"除了由于气虚不摄肝肾之火，以致血热脉滑而外，元气衰的人是极少可能出现滑脉，更不能称其为主病。

（三）分部诗

【原文】

寸滑膈痰①生呕吐，吞酸②舌强③或咳嗽。当关宿食肝脾热，渴④痢癞⑤淋看尺部。

【提要】

此段讲寸关尺三部分别出现滑脉的主病。

【注释】

①膈痰：胸膈上焦之痰饮停聚。

②吞酸：指胃内酸水上攻口腔、咽溢，不及吐出，而随即下咽之病证。

③舌强：强，音（jiàng），指舌体僵硬，不灵活，言语謇涩不利。

④渴：上消，此处泛指消渴。

⑤癞：音（tuí），指癞疝，病名。指睾丸肿大坚硬，重坠胀痛或麻木，不知痛痒的病证。

【译文】

寸部见滑脉，主痰饮邪停在心肺胸膈，而易致呕吐、吞酸、咳喘，或舌体僵硬、语言謇涩等症状。两关部见滑脉，或为肝经郁热，或宿食停滞、脾胃蕴热。两尺部脉可触及滑脉者，多见消渴、痢疾、癫疝、淋浊等病。

【解析】

寸关尺三部分别出现滑脉则主病亦不同。若寸部脉见滑脉，多见胸膈有痰饮内盛，心阳受阻则舌强，肺气上逆则咳嗽，膈肌不利则呕吐、吞酸；若关部脉见滑脉，则肝脾因而受困，宿食不消，郁而化热；若尺部脉见滑脉，则多见肾或膀胱、大小肠湿热下注，蒸腾气化不行，而为消渴、痢疾、癫疝、淋病等。

六、涩（阴）

（一）体状诗

【原文】

细迟短涩往来难①，散止依稀②应指间③。如雨沾沙④容易散，病蚕食叶⑤慢而艰。

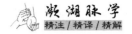

【提要】

此段讲涩脉的脉象特征。

【注释】

①往来难：指涩脉往来艰涩不畅，与滑脉正好相反。

②依稀：仿佛，好像。

③应指间：切脉时指下的感觉。

④如雨沾沙：像雨点粘结的沙子一样易散。

⑤病蚕食叶：犹如生病的蚕进食桑叶一样，缓慢而艰难。

【译文】

涩脉的脉象细而迟缓，脉体短，脉往来艰涩，应于指下浮散无力，好像有停顿歇止，又像沾满雨水的沙子，触之即散，或像病蚕食叶一样缓慢而艰难。

【解析】

涩脉的体象可以概括为"形细而迟，往来艰涩不畅，脉律与脉力不匀，或时有歇止，如轻刀刮竹"。其产生机理为气滞、血瘀、痰浊等邪气内停，阻滞脉道，血脉被遏，以致脉气往来艰涩，此系实邪内盛，正气未衰，故脉涩而有力。精血亏少，津液耗伤，不能充盈脉管，久而脉管失去濡润，血行不畅，以致脉气往来艰涩而无力。涩脉有有力和无力之分，脉涩而有力者，为实证；脉涩而无力者，为虚证。

（二）相类诗

【原文】

三五不调①名曰涩，轻刀刮竹②短而难。微似秒芒③微软甚，浮沉不别有无间。

【提要】

此段讲微脉与涩脉的鉴别要点。

①三五不调：指参差不齐之意。

②轻刀刮竹：用刀子轻刮竹片，有艰涩不畅之感。

③秒芒：即禾芒。此处形容极细软。

【译文】

三五不调，脉律不均匀之脉称为涩脉，如轻刀刮竹一般脉形短而往来艰涩。而微脉如禾芒一样细软，无论浮取，沉取皆是似有若无，脉象难辨。

【解析】

微脉应指极细极软，犹如禾芒，其特点是脉形极细小，脉势极软弱，以致轻取不见，重按起落不明显，似有似无，二者不难区分。另外涩脉脉形细、迟、短、散，还应注意与细脉、濡脉、弱脉相鉴别。细脉脉细如线，但应指明显，其特点是脉道狭小，指下如线，但按之不绝，应指起落明显。濡脉浮细无力而软，其特点是脉管搏动的部位在浅层，形细而软，轻取即得，重按不显，故又称软脉。弱脉沉细无力而软，其具体特点

· 29 ·

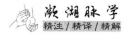

是位沉、形细、势软，由于脉管细小不充盈，其搏动部位在皮肉之下靠近筋骨处，指下感到细而无力。微、濡、弱脉都不具有涩脉之迟、短，脉律不均匀的表现，故临床不难区别的。

（三）主病诗

【原文】

涩缘①血少或伤精，反胃②亡阳③汗雨淋。寒湿入营为血痹④，女人非孕即无经。

【提要】

此段讲涩脉的主病。

【注释】

①缘：缘故，原因。

②反胃：胃气上逆而致呕吐，表现为朝食暮吐，暮食朝吐，吐出不消化食物的病证。多由脾胃阳虚不能腐熟水谷。

③亡阳：指阳气骤然大量亡失而出现生命衰竭的危重证候。

④血痹：病名，多由气血内虚，劳倦汗出，或当风睡卧，邪气乘虚而入，导致气血闭阻不通而见肢体麻木、游走性的痹痛。

【译文】

涩脉本是因为营血亏少或精伤所致，反胃呕吐、大汗亡阳或寒湿伤于营血而致的血痹均可见涩脉；如妇女有孕而见涩脉，便为血不足以养胎；无孕而见涩脉，则为精血枯竭，难以受孕。

【解析】

血痹是因为机体营卫虚弱，腠理不固，感受风邪，气血痹于肌肤血络所致的一种病证，来源于《金匮要略》。血痹不同于风寒湿三气杂至而致之痹证。从病因上讲，血痹为机体气血不足，复受外邪侵袭，而痹证为风寒湿三气杂感；从病位上来说，血痹为局部肌肤麻痹不仁，而痹证为筋骨关节疼痛且活动不利。涩脉主病营血亏少，故在血痹证中常可见到涩脉。

（四）分部诗

【原文】

寸涩心虚痛对胸①，胃虚②胁胀察关中。尺为精血俱伤候，肠结③溲淋④或下红⑤。

【提要】

此段讲寸关尺三部分别出现涩脉的主病。

【注释】

①痛对胸：指胸部疼痛。

②胃虚：指胃气虚弱。

③肠结：指大便秘结。

④溲淋：指小便不利，或淋沥不尽。

⑤下红：指肠风下血。

【译文】

寸部出现涩脉为心血虚及胸痹而痛；关部出现涩脉为脾胃虚弱或肝失疏泄而致胸胁胀痛；尺部出现涩脉为精血亏损，可见到大便秘结，或小便淋沥，也可见于肠风下血或女子崩漏等病证。

【解析】

寸关尺三部出现涩脉，所主病机相同，不离乎血虚精伤，不能濡润经脉。但由于上中下三焦脏腑各有特点，故主症有异。另外涩脉不仅见于经血亏少之证，还可见于气血痰凝食积阻滞。如《诊家正眼·诊脉法象论》言："涩为血滞，亦主精伤。"《中医诊断学》教材也将涩脉的临床意义归纳为"多见于气滞、血瘀、痰食内停和精伤、血少"。说明气滞血瘀，痰食胶固，阻滞气机，脉道痹阻，同样可以出现脉动艰涩而细迟有力之脉象。故在临床上应仔细诊察，详细辨之。

七、虚（阴）

（一）体状相类诗

【原文】

举①之迟大按之松②，脉状无涯类谷空③。莫把芤虚为一例④，芤来浮大似慈葱⑤。

【提要】

此段讲虚脉的脉象特征，以及与芤脉的鉴别要点。

【注释】

①举：轻按。

②松：无力。

③类谷空：谷，山谷。指虚脉的脉象指下豁然空虚，像无边无际空旷的山谷一样。

④为一例：看作是同一种脉象。

④慈葱：食用葱的一种，老而坚硬。

【译文】

虚脉用轻取感觉脉率慢而宽大，稍加用力则按之松软无力，脉的体状大而空，手下豁然空虚如同无边无际的山谷一般。注意不要把芤脉、虚脉相混淆。芤脉应指浮大，按之如捻葱叶，外坚而中空无力。

【解析】

辨别虚脉，总以虚大而软为要点。无论中取、重按，都是软弱无力的。虚脉与正气虚弱有关，凡气血阴阳亏虚，皆可形成虚脉。如阴虚脉管不充，虚火扰动，则脉虚而数；阳虚无力推运血行，血脉搏击无力，故脉虚而迟；血虚不能充盈脉管，故脉虚而浮；气虚不敛则脉管松弛，也可见脉按之空虚，故脉虚而沉。虚脉和芤脉都可见脉象浮大，故在临床当以鉴别。

《诊家正眼·诊脉法象论》曰："虚合四形，浮大迟软，及乎寻按，几不可见。"即虚脉以"浮、大、迟、软"四形取象。举之有余，按之不足，曰浮；一息三至，曰迟；脉幅宽阔，曰大；动势舒缓，曰软，四形相加构成虚脉。而芤脉浮大中空，如按葱管，其特点是应指浮大而软，按之上下或两边实而中间空。说明芤脉位偏浮、形大、势软而中空，是脉管内血量减少，充盈度不足，紧张度低下的一种状态。因此要结合患者出现的脉象及其神、色、舌证等综合判断。

（二）主病诗

【原文】

脉虚身热为伤暑①，自汗②怔忡惊悸③多。发热阴虚须早治，养营益气莫蹉跎④。

【提要】

此段讲虚脉的主病。

【注释】

①伤暑：指暑病之轻者，与"中暑"相对而言。指夏季伤于暑邪出现多汗身热、心烦口渴、气粗、四肢疲乏、小便赤涩等症。《医学心悟》卷三："伤暑者，感之轻者也，其证烦热口渴，益元散主之。中暑者，感之重者也，其症汗大泄，昏闷不醒，或烦心、喘喝、妄言也。"多由于暑性炎热，伤津耗气，气阴两伤，故见虚脉。

②自汗：指不因劳累、炎热、衣着过暖、服用发汗药等因素而时时汗出，动辄益甚的汗出异常症状。多因营卫不和、表虚不固、正气外越

等所致。

③怔忡惊悸：惊悸怔忡都属于"心悸"之范畴。惊悸常由外因造成，发则心悸，时作时止，病情较急，但全身情况较轻，病浅而短暂。怔忡是内因引起，无外惊，是自觉症状，自己感到惊恐不安，心慌，遇劳易发，病情来得比较慢，但长久，且全身状态较差，病情较重。惊悸发作日久会发展成怔忡。

④蹉跎：时间白白地过去，虚度光阴。"欲自修而年已蹉跎。"（《晋书·周处传》）此处指治疗莫失时机。

【译文】

在夏季出现脉虚而身热多为伤暑，可见自汗，汗出过多损及于心，可见怔忡、惊悸等。阴虚发热者也多见虚脉，对此均应及早治疗，用益气养血之法，不可贻误治疗时机。

【解析】

虚脉的出现，总是由于正气亏损所致。例如卫气不固的自汗症，心虚血少的怔忡症，心神虚怯的惊悸症，无一不是因为正气的先亏而成，所以都常见到虚脉。夏季出现虚脉，多为外伤暑邪，热邪蒸腾体内津液，除了耗伤正气之外，还使血液浓度变得更加黏稠，气和血分皆不足，因元气先伤，故当益气以清暑；汗出津伤者则当养营益阴。

（三）分部诗

【原文】

血不荣心寸口虚，关中腹胀食难舒①。骨蒸②痿痹③伤精

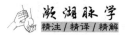

血，却在神门④两部居⑤。

【提要】

此段讲寸关尺三部分别出现虚脉的主病。

【注释】

①食难舒：舒，舒展之意。此指食物运化不畅，积于肠胃的脘腹胀满，纳食难化。

②骨蒸：骨，深层之意；蒸，熏蒸之意。形容阴虚潮热的热气自里透发而出，犹自骨髓透发。

③痿痹：指痿证和痹证。痿者萎也，枯萎之义，即指肢体痿弱，肌肉萎缩。痿病指外感或内伤，使精血受损，肌肉筋脉失养以致肢体弛缓、软弱无力，甚至日久不用，引起肌肉萎缩或瘫痪的一种病证。"痹"有闭阻不通之义。痹证指因风、寒、湿、热等外邪侵袭人体，闭阻经络，气血不能畅行，引起肌肉、筋骨、关节等酸痛、麻木、重着、屈伸不利，甚或关节肿大灼热等为主要临床表现。

④神门：尺部脉的别称，而非手少阴心经的"神门穴"。《脉经》言："神门决断两在关后。"

⑤两部居：指左右手之尺部脉。

【译文】

血虚不能营养于心，寸部脉必虚。关部脉虚大多为脾胃虚弱，腹胀不适，纳食难消。骨蒸潮热、肢体萎废不用多系精血损伤，两尺脉定呈虚象。

【解析】

心在上焦，血虚心失所养的时候，寸口脉多见虚。脾胃在中焦，如果气虚不能运化，而见腹胀、食滞等症，关脉多见虚。两肾均在下焦，如果精血亏损，而见骨蒸劳热、痿痹等症，两手尺脉多见虚。

八、实（阳）

（一）体状诗

【原文】

浮沉皆得大而长，应指无虚愊愊强①。热蕴②三焦成壮火③，通肠④发汗始安康。

【提要】

此段讲实脉的脉象特点。

【注释】

①愊愊强：愊（bì），坚实之意。愊愊强，即指下感觉坚实有力。

②蕴：积聚，蓄藏，包含。

③壮火：阳气过盛形成的亢烈之火，能耗散人体正气，与少火相对而言，《素问·阴阳应象大论》："壮火之气衰。"张景岳注："阳和之火则生物，亢烈之火反害物，故火太过则气反衰。"

④通肠：即"通腑"。对于里实热证则可通大便以泻去实热。

【译文】

实脉不管浮取或沉取皆宽大而体长，应指坚实有力。实脉

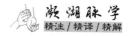
主邪热蕴结三焦的实火，用通导大便，消除积滞，荡涤实热或发汗之法即可使之恢复健康。

【解析】

实脉是三部脉充实有力的脉象。其脉象特点是脉搏搏动力量强，寸、关、尺三部，浮、中、沉三候均有力量，脉管宽大。《素问·通评虚实论》云："邪气盛则实。"故实脉脉象产生机理为邪气亢盛而正气不虚，邪正相搏，气血壅盛，脉管内充盈度较高，脉管呈紧张状态，故脉来充实有力。故其所以出现这种实脉，无不由于三焦的邪热蕴积过甚所致。如热邪在表，可用辛凉发汗以解热；热邪在里，可用苦寒泻下以清热，谓之"釜底抽薪"。以此邪去正安，才能恢复健康。

（二）相类诗

【原文】

实脉浮沉有力强，紧如弹索①转无常。须知牢脉帮筋骨②，实大微弦更带长。

【提要】

此段讲实脉与相类脉紧脉和牢脉的脉象特点和鉴别要点。

【注释】

①弹索：弹，弹动。索，绳索。

③帮筋骨：此处指推筋着骨才能感觉到牢脉。

【译文】

实脉为浮取、沉取皆有力，而紧脉则如牵绳转索而左右弹指。牢脉虽有力但脉位沉取方得、脉象坚实微弦，脉体宽大而长。

【解析】

实、紧、牢三脉同属有力的脉象。其中浮沉皆得大而长为实脉。所谓大者，即脉幅宽阔，来盛去盛；所谓长者，即跳动超出本位。该脉象既大而长，浮沉皆得为其特点。而紧脉绷急弹指，状如牵绳转索，其具体特点是脉势紧张有力，坚搏抗指，脉管的紧张度、力度均比弦脉高，其指感比弦脉更加绷急有力，且有旋转绞动或左右弹指的感觉，但脉体较弦脉柔软。牢脉沉取实大弦长，坚牢不移，其具体特点是脉位沉长，脉势实大而弦，见于沉取，浮、中取则不可见，应注意鉴别。

（三）主病诗

【原文】

实脉为阳火郁成①，发狂②谵语③吐频频④。或为阳毒⑤或伤食，大便不通或气疼⑥。

【提要】

此段讲实脉的主病。

【注释】

①阳火郁成：火热郁结而成。

②狂：狂证，指精神错乱的疾病。表现为兴奋状态，喧扰不宁，衣被不敛，不避亲疏，打人毁物，歌笑不休，甚则登高上屋，属实热证。

③谵语：患者神志不清、语无伦次、声高有力的症状，多属实热证。

④吐频频：频繁呕吐。

⑤阳毒：症名，与阴毒相对，语出《金匮要略·百合狐惑阴阳毒病证治》，是感受疫毒，内蕴咽喉，侵入血分的病证。阳毒内热壅于上，以面赤斑斑如锦纹、咽喉痛、吐脓血为主要症状。治疗阳毒用升麻鳖甲汤。另外，阳毒也可泛指痈疽、发背、脑疽、热毒、疔疖等阳热亢盛所致红肿疼痛之疮疡。

⑥气疼：因气滞不通而引起的身体疼痛。

【译文】

实脉属阳，多由阳热火邪郁闭而成，可见于发狂、谵语及胃热呕吐频频，亦见于痈疽、疔疖等阳毒，或饮食积滞、大便不通所致之腹部胀满疼痛及气滞不通而引起的身体疼痛等。

【解析】

实脉作为六纲脉之一，是脉象坚实有力的象征。实脉多见于火热之证，如《景岳全书·正脉十六部》言实脉为"三焦壅滞之候"。《诊家正眼·诊脉法象论》曰："血实脉实，火热壅结。"故实脉总是由于阳热邪盛，郁积不散的病变所造成的，在临床上见到发狂、谵语、呕吐、阳毒、伤食、便秘、气痛等症，只要是因为热邪郁积而来的，一般都可以见到实脉。实脉兼脉以数脉居多。偶有兼迟者，但其病也多源于热邪，如痰热积滞阻于肠胃，则脉实而略兼迟象。实脉也可以见于正常人，但必兼和缓之象，若两手六脉均实大，而无病者称为"六阳脉"，是气血旺盛的表现。在一些特殊的情况下，实脉也可能是虚证的反映，如胃气衰竭、真气外泄之时，脉象则搏指强劲，毫无冲和之象，临床定当详辨。

（四）分部诗

【原文】

寸实应知面热风①，咽疼舌强②气填胸③。当关脾热④中宫满⑤，尺实腰肠痛不通⑥。

【提要】

此段讲寸关尺三部各自出现实脉的主病。

【注释】

①面热风：由于风热之邪壅于上焦，而所致之头面发热的病症。

②舌强：指舌体伸缩不利的症状。见于外感热病热入心包，内伤杂病之中风症，亦可由热盛伤津或痰浊壅阻所致。

③气填胸：指胸膈气满。

④脾热：指脾受热邪或过食燥热食物所引起的热证。主要症状有唇红、咽干、心烦、腹胀满或疼痛、大便结、小便短黄等。

⑤中宫满：中宫，指中焦脾胃。中宫满指腹部胀满。

⑥腰肠痛不通：指腰痛、腹痛、便秘等症。

【译文】

寸部脉实多为头面风热证，可见于咽喉疼痛、舌体僵硬、气机郁滞于胸中；关部脉实多为中焦脾胃蕴热、脘腹胀满；尺

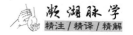

部脉实多为腰部疼痛，或肠腑不通所致疼痛。

【解析】

风热盛于上焦，而见头面发热，或咽喉疼痛，或舌根强直，或胸膈气满等症者，寸部多见脉实。下焦实热壅盛，而见腰痛、腹痛、便秘等症者，则尺部脉多见实。脉在浮、中、沉三部都见到大而且长，搏动亦坚实有力，便是实脉。凡大热、大积、大聚，都可能出现，但多因热邪太盛所致。切脉时，若实脉和沉脉同时出现，此乃中焦阳明腑实的表现；若与紧脉同时出现，则为寒积于内；若与滑脉同时出现，则为痰涎内阻。临床当与症状、体征、舌象等合参，才不失于偏颇。

九、长（阳）

（一）体状相类诗

【原文】

过于本位①脉名长，弦则非然②但满张③。弦脉与长④争较远⑤，良工⑥尺度自能量。

【提要】

此段讲长脉的脉象及其与弦脉的鉴别要点。

【注释】

①本位：指寸、关、尺各自的部位。

②非然：不是这样。此处指脉象不同。

③满张：指脉气紧张如拉紧的满弓。

④长：指长脉。

⑤争较远：疑问语气。弦脉与长脉相比，哪个脉体更长？

⑥良工：即良医，指医术高明的医生。《灵枢·五色》："审察泽夭，谓之良工。"

【译文】

脉动应指的范围超过了寸、关、尺三部的为长脉，而弦脉虽端直以长但并不超过寸关尺三部，脉形就像张满拉紧的弓弦。怎样认识弦脉与长脉的差别？医术高明的医生能够根据它们的特点来衡量区别。

【解析】

长脉为有余过盛的脉象。首尾端直，超过本位。其具体特点是脉搏的搏动范围显示较长，超过寸、关、尺三部。多因阳亢、热盛、痰火内蕴，正气不衰，使气血壅盛，脉管充实，超过寸尺，如循长竿之状。除弦脉之外，实、牢、紧脉也可以出现脉体较长的表现。其中实脉三部脉充实有力，其脉象特点是脉搏搏动力量强，寸、关、尺三部，浮、中、沉三候均有力量，脉管宽大。牢脉沉取实大弦长，坚牢不移，其具体特点是脉位沉长，脉势实大而弦。牢脉轻取、中取均不应，沉取始得，但搏动有力，势大形长，为沉、弦、

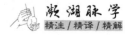

大、实、长五种脉象的复合脉。紧脉绷急弹指，状如牵绳转索，其具体特点是脉势紧张有力，坚搏抗指，脉管的紧张度、力度均比弦脉高，其指感比弦脉更加绷急有力，且有旋转绞动或左右弹指的感觉，但脉体较弦脉柔软。由此可以鉴别：长脉常见于阳证、热证、实证。正常人气血旺盛，精气盛满，脉气充盈有余，也可见到柔和之长脉，为强壮之象征。

（二）主病诗

【原文】

长脉迢迢①大小匀②，反常为病似牵绳③。若非阳毒癫痫病，即是阳明④热势深。

【提要】

此段讲正常状态下的长脉脉象，及其异常主病。

【注释】

①迢迢：长远之意。

②大小匀：脉体大小均匀。

③牵绳：牵绳转索，形容脉形紧张。

④阳明：本意指手阳明大肠经和足阳明胃经。此处指胃肠。

【译文】

长脉脉来大小均匀、长而柔和。若脉形象拉紧的绳索，不仅长而且紧张，便是异常状况下的病脉。病理长脉的主病，不是阳毒、癫痫，就是阳明病热势深重。

【解析】

长脉有正常脉与病脉的区分。正常的长脉，虽其长度超过寸、尺部位，但搏动也具有一种柔和之象，这是正气旺盛的征象。如脉长而紧张度大，多为阳热炽盛的反映。病理性长脉多由邪气盛实、正气不衰、邪正搏击所致，如血热的阳毒，风痰的癫痫，以及"阳明"（主要指胃、大肠）的里热炽盛等病，都可见到这种长脉。脉长而洪数多为阳毒内蕴；长而洪大多为热深、癫狂；长而搏结多为阳明热伏；长而弦多为肝气上逆、气滞化火或肝火夹痰。特殊情况下，长脉也可见于虚寒。清代周学海的《脉简补义》言："又有形体通长，而其势怠缓，应指无力，全无精神，此为肝脾并至，虚寒之败象也。"指出病位在肝、脾，病性属虚寒的证候也可见怠缓无神的长脉。

十、短（阴）

（一）体状相类诗

【原文】

两头缩缩①名为短，涩短迟迟细且难②。短涩而浮秋喜见③，三春④为贼有邪干。

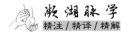

【提要】

此段讲短脉的脉象及其与涩脉的鉴别要点。

【注释】

①两头缩缩：指脉体短缩，既不能满于寸部，也不能满于尺部。

②涩短迟迟细且难：涩脉虽然也可见脉体偏短，但脉体偏细，往来艰难迟缓。

③秋喜见：秋季多见为宜。秋季阳气初敛，故脉象多浮而略短涩。与秋季时令相合之正常之象，故称"喜见"。

④三春：指春季。我国古时历法以农历纪年，习惯上将立春到立夏的三个月称为春季，即以正月、二月、三月合称"三春"，分别称作孟春、仲春、季春。

⑤邪干：干，干预，此处指侵犯、侵袭。即外邪侵袭。

【译文】

指下脉搏的两端短缩不及寸、尺的脉为短脉。涩脉脉形短、细，脉率慢，而且运行艰难。短、涩而且脉位浮的脉象在秋季若见最为相宜，若见于春季则为邪气侵袭的表现。

【解析】

短脉首尾俱短。其具体特点是脉搏搏动的范围短小，脉体不如平脉之长，脉动不满本位，多在关部及寸部应指较明显，而尺部常不能触及。其形成多由心气亏虚，无力鼓动血行，则气血不仅难以达于四末，亦不能充盈脉道，致使寸口脉搏动短小且无力。涩脉脉体微短，与短脉相类似。但涩脉脉来艰涩不畅，如"轻刀刮竹"，其具体特点是脉形较细，脉势滞涩不畅，至数较缓而不匀，脉力大小亦不均，呈三五不调之状，临床不难区分。此外，微、动、结三脉也具有脉形短的共同点，微脉极细极软，按之欲绝，若有若无，其特点是脉形极细小，脉势极软弱，以致轻取不见，重按起落不明显，似有似无；动脉仅见关部有脉，滑数有力，具有短、滑、数三种脉象的特征，其脉搏搏动部位在关部明显，应指如豆粒动摇；结脉脉来缓慢，时有中止，止无定数，其具体特点是脉来迟缓，脉律不齐，有不规则的歇止。

中医认为长脉应于春，属木；短脉应于秋，属金。春季不见长脉反而见到短脉，是为"金乘木"，故春季见短脉为逆。

（二）主病诗

【原文】

短脉惟于尺寸寻①，短而滑数酒伤神②。浮为血涩③沉为痞④，寸主头疼尺腹疼。

【提要】

此段讲短脉的主病。

【注释】

①尺寸寻：短脉多从尺部、寸部来诊断。

②酒伤神：指酒毒损伤。过量饮酒，湿热内生，故脉来短促而见滑数。

③血涩：血行涩滞不畅。

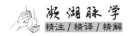

④痞：胸脘痞塞满闷不舒，按之柔软，压之不痛，视之无胀大之形为主要临床特征的病证。多由于脾胃功能失调，升降失司，胃气壅塞而致。

【译文】

短脉的诊察主要是观察脉气能否充满寸部和尺部。短脉兼滑而数的脉象多因饮酒过量伤神；脉位浮而短的脉象多为精血亏少，脉道失充；脉位沉而短的脉象多见于胸腹痞闷。寸脉短者多为上焦头疼，尺部见短脉者多主下焦腹部疼痛。

【解析】

短脉临床表现为脉体只在关脉明显，而出现在寸、尺部位则脉位较沉，或有脉动不满而短缩的感觉。如《诊家枢要·脉阴阳类成》言短脉："两头无中间有，不及本位，气不足以前导其血也。"《诊家正眼·诊脉法象论》言："短脉涩小，首尾俱俯，中间突起不能满部。"即用同样的指力，在关部上，指下可明显感觉到脉搏动，而尺、寸部脉搏动较关部不明显。

短为气病，起因有二，一为气虚，无力推动血行；二为气郁，脉道涩滞，由痰气或食积邪气，阻碍气道，血行不畅所致。如《诊家正眼·诊脉法象论》言："短主不及，为气虚证。"《诊家枢要·脉阴阳类成》言："为三焦气壅，为宿食不消。"由此可见，脉来见短，总是气血虚损或不畅的表现。或血少不充，多见浮而短；气滞血瘀或痰凝食积，致使气机阻滞，脉气不能伸展而见短脉者，必短涩而有力。阳气虚于上而头痛者，寸脉多见短；阳气虚于下而腹痛者，尺脉多见短。这都是临床上常见的几种情况。另外，文中提到因伤于酒毒，或湿热内盛所见之短脉者，应为滑数之中兼见短象而已。

十一、洪（阳）

（一）体状诗

【原文】

脉来洪盛去还衰①，满指②滔滔③应夏时④。若在春秋冬月分⑤，升阳散火⑥莫狐疑⑦。

【提要】

此段讲洪脉的脉象特征。

【注释】

①脉来洪盛去还衰：脉来势极盛，如洪水滔滔宽大有力，去时脉势渐衰。

②满指：指寸关尺三部应指明显。

③滔滔：大水奔流貌，此处指洪脉应指如洪水一般，脉形宽大，脉势极盛。

④应夏时：夏季阳气旺盛，人气亦应之，血运有力，故洪脉应于夏日。

⑤春秋冬月分：指春、秋、冬三个季节。

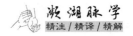

⑥升阳散火：此处指若在其他季节触及洪脉，可能是阳气郁闭，故当用升发阳气之法，以散滞之火。

⑦狐疑：怀疑、犹豫之意。

【译文】

脉来洪大有力，去时衰减，脉形像滔滔洪水充满于指下，为夏季之平脉。若在春季、秋季、冬出现洪脉，宜用升阳散火法治疗，不要迟疑。

【解析】

洪脉为阳脉，在时应夏，因夏季阳气充盛，肤表开泻，气血向外，故脉象洪大，故夏季平人见此脉。《脉经·脉形状指下秘诀第一》言洪脉："极大在指下。"《活人书·问七表》言："洪，极大在指下，举按满指。"《四言举要·脉诀》言："有力洪大，来盛去悠。"《诊家枢要·脉阴阳类成》言："洪，大而实也。举按有余，来至大而去且长，腾上满指。"春秋或冬季出现洪脉，多为阳气郁滞、火邪内盛之证，宜用升阳散火法。当然此法并不能通治一切火热证，还需结合病因病机分析。

（二）相类诗

【原文】

洪脉来时拍拍然①，去衰来盛似波澜。欲知实脉参差②处，举按弦长愊愊坚③。

【提要】

此段讲洪脉与相类脉实脉的区别。

【注释】

①拍拍然：形容洪脉来势极盛，有如洪涛拍岸般有力。

②参差处：原意指大小长短高低不等。此处指洪脉和实脉的差别。

③愊愊坚：形容脉象坚实，应指有力。

【译文】

洪脉来时像洪水拍击的样子，去时力衰，来时盛满像巨大的波浪一样。洪脉与实脉不同之处在于，实脉无论轻举或者重按都有弦长而坚硬的感觉。

【解析】

洪脉与实脉均为充实有力的脉象，但洪脉取盛大满指，重按稍减且来盛去衰。而实脉兼有弦长的体象，且无论举、按取之都有力，指下有坚实之感。此外，洪脉脉体宽大，搏动部位浅表，指下有力。由于脉管内的血流量增加，且充实有力，来时具有浮、大、强的特点，和浮脉、濡脉、散脉及芤脉也有相似之处。其中浮脉轻取即得，重按稍减而不空，举之有余，按之不足，其特征是脉管的搏动在皮下较浅表的部位，即位于皮下浅层。濡脉浮细无力而软，其特点是脉管搏动的部位在浅层，形细而软，轻取即得，重按不显，故又称软脉。散脉浮散无根，至数不齐，其特点是浮取散漫，中候似无，沉候不应，

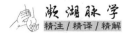

并常伴有脉动不规则，时快时慢而不匀，但无明显歇止，或表现为脉力前后不一致。所以散脉为浮而无根之脉，古人形容其为"散似杨花无定踪"。芤脉浮大中空，如按葱管，其特点是应指浮大而软，按之上下或两边实而中间空。临床应当详辨。

（三）主病诗

【原文】

脉洪阳盛血应虚①，相火炎炎②热病居③。胀满胃翻④须早治，阴虚泄利可踌躇⑤。

【提要】

此段讲洪脉的主病。

【注释】

①阳盛血应虚：此处指阳气亢盛，损伤阴血。

②相火炎炎：相火指肝肾之火。肝肾之阴亏虚不能制阳，而导致相火妄动。

③热病居：阴不敛阳，阳气亢盛于外之热病。

④胃翻：即胃反。病名，朝食暮吐或暮食朝吐。其病因如《圣济总录》云："脾胃气虚，水谷不化，与停饮相击，胃中虚胀，其气逆上，食久反出，故名胃反也。"

⑤踌躇：犹豫不决、慎重之意。

【译文】

洪脉常为阳热亢盛、阴血虚弱的病变。君相之火偏亢，多见于热病者。胀满反胃的病人见此脉必须及早治疗。阴虚泄痢者反见洪脉，说明病情复杂，治疗时应慎重。

【解析】

洪脉多见于阳明气分热盛证。此时邪热亢盛，充斥内外，且正气不衰而奋起抗邪，邪正剧烈交争，气盛血涌，脉管扩大，故脉大而充实有力。如胃热郁盛，胀满或反胃，都属于实证，必须清泻胃热。若久病气虚，或虚劳、失血、泄泻等病证见洪脉，多为阴津大伤，阳热亢盛的虚证，属于邪盛正衰的危候，须养阴以清热。此外夏季脉象稍现洪大，若无疾病也为平脉。

（四）分部诗

【原文】

寸洪①心火上焦炎②，肺脉洪时金不堪③。肝火胃虚关内察，肾虚阴火尺中看。

【提要】

此段讲寸、关、尺三部分别出现洪脉的主病。

【注释】

①寸洪：寸部脉洪。

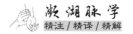

②心火上焦炎：心火、上焦热势亢盛。

③金不堪：肺脉应于秋，属金；洪脉应于夏，属火。今肺病反见于洪脉，为火来乘金，肺不能耐受，病势转重。

【译文】

左寸候心，其脉洪大为心火上炎；右寸候肺，其脉洪大为肺受火刑，宣降失常；左关候肝，其脉洪大为肝火旺盛；右关候脾胃，其脉洪大为胃热阴虚。尺部候肾，两尺脉洪大为肾阴不足，虚火扰动。

【解析】

当心火上炎的时候，常见咽干喉痛，口疮痈肿，左寸脉多见洪。假使肺中火热炽盛，咳嗽气喘，胸痛咯血，右寸脉多见洪。若是肝阳亢盛，脾胃津伤，两关脉多见洪。肾精亏损，阴火不能潜藏时，两尺脉多见洪。总之，无论上、中、下三部，只要出现洪脉，多半是由于火热亢盛的病变。

洪脉，又叫作大脉。它以脉形粗大，搏动有力为特征。所谓"拍拍然""似波澜"，就是阔大而有劲的形容。洪脉的出现，总是由于火热亢盛的病变，只是在阳盛、阴虚之间，属实、属虚之间，分辨清楚就可以了。至于所谓"升阳散火"的疗法，仅是在寒邪遏郁阳气，脾胃升发之气不能外达的时候才可以应用，并不是一般治疗火热的方法。

十二、微（阴）

（一）体状相类诗

【原文】

微脉轻微①漱漱乎②，按之欲绝有如无③。微为阳弱④细阴弱，细比于微略较粗⑤。

【提要】

此段讲微脉的脉象特征及其与相类脉细脉的区别。

【注释】

①轻微：此处指脉体轻软无力。

②漱漱乎：漱（pì），水中漂游状。《说文解字》云："于水中击絮也"。这里指微脉应指如漂浮在水中，细软而无力。

③按之欲绝有如无：形容微脉极其微弱，似有似无。

④弱：虚衰。

⑤粗：指细脉较微脉脉体略粗大。

【译文】

微脉极其细软，指下有轻漂的感觉，指力稍重便有要消失之状。微脉主阳气虚损，而细脉多为阴血不足，指下细脉比微脉略显粗大一些。

【解析】

微脉极细极软，按之欲绝，若有若无。如《诊家枢要·脉阴阳类成》言："微，不显也。依稀轻细"。《诊家正眼·诊脉法象论》又云："微脉极细而又极软，似有若无，欲绝非绝。"说明微脉特点是脉形极细小，脉势极软弱。其形成原因多因营血大虚，脉管失充；或因阳气衰微，鼓动无力所致。从切脉的指力来讲，切按微脉之体象应该是轻取不见，重按起落不明显，似有似无。临床值得注意。

细脉与微脉相类，都属于虚脉类。细脉脉细如线，但应指明显，其特点是脉道狭小，指下如线，但按之不绝，应指起落明显。但细脉比微脉脉体略粗，而且搏指有力，应指明显，临床不难区分。微脉和细脉皆主气血不足，但微者浮取极软若无，表明阳气衰，而细脉应指明显，多为血少失充。久病若见微脉，往往阴气衰而阳气竭，故多危重难治。

（二）主病诗

【原文】

气血微兮脉亦微，恶寒发热汗淋漓①。男为劳极②诸虚候③，女作崩中④带下医⑤。

【提要】

此段讲微脉的主病。

【注释】

①恶寒发热汗淋漓：微脉主虚。阳气不足则见畏寒肢冷；阴液亏虚则见虚热内生；若阳气暴脱，卫外不固则可见大汗淋漓。

②劳极：劳，指虚劳，古有"五劳"之说。如《诸病源候论·虚劳候》中将心劳、肝劳、脾劳、肺劳、肾劳称为"五劳"。极，指气极、血极、筋极、骨极、肌极、精极，称为"六极"。五劳六极是古人对虚劳病证的一种分类。

③诸虚候：泛指各种虚证。

④崩中：病名。指不在行经期间，阴道大量出血，来势急剧者，又名"血崩"。

⑤带下：生理性带下指妇女阴道内少量无色、无臭的分泌物，具有濡润阴道的作用。此处指带下病，广义指一切妇科疾病。此处为狭义，指妇女带下的异常。

【译文】

气血微弱的时候则见微脉，可见到畏寒、发热、大汗淋漓不止等表现。男子若见到微脉多为五劳六极等虚劳病，女子若见到微脉则为崩中漏下及带下异常诸病。

【解析】

微脉主病气血大虚，阳气衰微，其形成是因为气血衰微，气衰无力运血，血虚无力充养脉道，故脉道变细，而且软弱无力，不任重按。如《诊家枢要·脉阴阳类成》言："为气血俱虚之候，为虚弱，为泄，为虚汗，为崩漏，败血不止为少气。"《诊家正眼·诊脉法象论》言："微脉模糊，气血大衰。"《景岳全书·正脉十六部》言微脉："乃气血俱虚

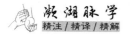

之候。"

　　由于阳气亏虚，卫阳之气不足而不能起到温煦肌表的作用，故出现畏寒怕冷的表现；由于阴液不足，即出现虚热内生和发热的表现。若男子出现微脉，多出现心劳、肝劳、脾劳、肺劳、肾劳和气极、血极、筋极、骨极、肌极、精极等虚劳里极的表现。女子则多为失血过多的崩漏和津液缺失过多的带下之症。当然在临床上，女子微脉同样也会出现五劳六极的表现，不必过于拘泥。久病见脉微是正气将绝，新病脉微主阳气暴脱，也同样需结合临床。

（三）分部诗

【原文】

　　寸微气促①或心惊②，关脉微时胀满③形。尺部见之精血弱，恶寒消瘅④痛呻吟。

【提要】

　　此段讲寸关尺三部分别出现微脉的主病。

【注释】

　　①气促：此处指因为肺气虚弱而导致的气喘。
　　②心惊：此处指因为心阳不敛所导致的惊悸。
　　③胀满：此处指脾胃虚损，健运失常而致的脘腹胀满。
　　④消瘅：此处指阴虚为本，燥热为标的消渴病。

【译文】

寸部脉微，多见呼吸短促或惊悸、怔忡；关部脉微，多见脘腹胀满。尺部脉微，多为肾精阴血不足，常有畏寒、消渴、因疼痛而呻吟的表现。

【解析】

左寸候心，其脉微则心气虚衰、心胆俱怯，易生惊悸。右寸候肺，其脉微则肺气受损，则易生气短喘促之疾。右关候脾胃，其脉微则脾失健运、胃失和降而见脘腹胀满。尺脉候肾与命门，肾中元阳亏损而身寒腹痛，精血虚竭而病消渴等，故两手尺部常多见微脉。阳衰气微，无力鼓动，故见微脉。总之，轻取脉微为阳气衰；重按脉微为阴气竭。久病脉微，是正气将绝；新病脉微主阳气暴脱。但邪不太深重者，尚可救。微脉多见于心肾阳衰及暴脱的病人，或慢性虚弱病后元气大虚等。

十三、紧（阳）

（一）体状诗

【原文】

举如转索①切如绳②，脉象因之得紧名。总是寒邪来作寇③，

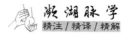

内为腹痛外身疼④。

【提要】

此段讲紧脉的脉象特征。

【注释】

①举如转索：举，又称浮取，指用轻指力诊脉，指紧脉轻按如牵绳转索般紧实。

②切如绳：切，此处指沉按。指紧脉沉按脉形如转动的绳索一样紧急有劲。

③作寇：寇，盗匪，侵略者。作寇，指邪气侵袭。

④外身疼：寒主收引凝滞。寒邪为患则气血不通，不通则痛。故在外可见头身疼痛。

【译文】

紧脉的出现，无论轻举重按脉的搏动都像绳索绞转般地紧急有劲，"紧"脉因此而得名。紧脉的出现多由于感受寒邪，寒主收引，紧缩凝滞，故凡受到寒邪侵袭而发生的病变，或气血凝滞而为腹痛，或经脉紧缩而为身疼，都有出现紧脉的可能。

【解析】

紧脉绷急弹指，状如牵绳转索。自古以来，医家多遵此说。如《脉经》："紧脉，数如切绳状。"《脉诀》："有力为紧，弹如转索。"《诊家枢要》："紧，有力而不缓，其来劲急，按之长，举之若牵绳转索之状。"《外科精义》："紧脉之诊，似弦而紧，按之如切绳而转动。"《医学入门》："紧似牵绳转索。"《景岳全书·正脉十六部》言："紧脉，急疾有力，坚搏抗指，有转索之状。"可知其具体特点是脉势紧张有力，坚搏抗指。产生机理因于寒，寒为阴邪，主收引凝滞，困遏阳气。所以寒邪侵袭机体，则脉管收缩紧束而拘急，正气未衰，正邪相争剧烈，气血向外冲击有力，则脉来绷急而搏指，状如切绳。或寒邪侵袭，阳气被困而不得宣通，气血凝滞而不通，不通则痛。

紧脉脉体紧实有力，和弦脉、实脉相类。但弦脉端直以长，如按琴弦，其具体特点是脉形端直而长，脉势较强、脉管较硬，切脉时有指下挺然，有直起直落的感觉。紧脉脉管的紧张度、力度均比弦脉高，其指感比弦脉更加绷急有力，且有旋转绞动或左右弹指的感觉，但脉体较弦脉柔软。实脉三部脉充实有力，其脉象特点是脉搏搏动力量强，寸、关、尺三部，浮、中、沉三候均有力量，脉管宽大，但无牵绳转索之感。

（二）主病诗

【原文】

紧为诸痛①主于寒，喘咳风痫吐冷痰②。浮紧表寒须发越③，紧沉温散自然安④。

【提要】

此段讲紧脉的主病。

【注释】

①诸痛：各种痛证。

②冷痰：寒痰。即质地清稀色白之痰。

③浮紧表寒须发越：浮紧脉主表寒证，应用辛温解表药疏散外邪。

④紧沉温散自然安：沉紧脉主里寒，应用温热药祛寒温里。

【译文】

紧脉主要见于因寒而致的各种疼痛，以及外寒侵袭，风寒犯肺而致的咳嗽、气喘、咳吐清稀色白痰涎等症。浮紧脉为表寒，治疗须用辛温药物以宣散表邪。沉紧脉为里寒，治疗须用温里散寒药物则邪去正安。

【解析】

紧脉主寒、主痛。凡是寒邪太盛而引起的疼痛诸症，脉搏多见紧象。另外，肺有寒邪而病喘咳，肝因寒郁而病风痫，脾受寒邪而吐冷痰等症，都可以见到紧脉。另外宿食积于中焦，气机失和，脉管受阻亦可见紧脉。

风痫，中医病名，其说不一。如《素问·至真要大论》曰："诸风掉眩，皆属于肝，风痫属于风邪侵入，主病在肝，肝主风。"《诸病源候论·风痫候》中谓："风痫者，由乳养失理，血气不和，风邪所中；或衣厚汗出，腠理开，风因而入。"《普济方·风痫》在总结前人之论的基础上提出"风之为病，其状多端，皆由腠理疏弱，营卫虚怯，经络不顺，关窍闭塞，一身四体皆不我用，是谓风痫之至也"。临床上把风痰壅阻证之痰象不显著，而以风症为主要表现形式者称之为风痫。皆与此处"紧脉"病机不相符。故文中"风痫"应为由于肝为寒凝所致的肢体紧脉拘急疼痛之证。

（三）分部诗

【原文】

寸紧人迎①气口分②，当关心腹痛沉沉③。尺中有紧为阴冷④，定是奔豚⑤与疝疼⑥。

【提要】

此段讲寸关尺三部分别出现紧脉的主病。

【注释】

①人迎：指人迎脉。古代诊脉的部位，结喉两侧颈动脉搏动处。如《灵枢·寒热病》："颈侧之动脉人迎。人迎，足阳明也，在婴筋之前。"或是指左手寸口脉的别称，如《脉经》言："左为人迎，右为寸口。"

②气口：即寸口。《脉经·卷第一·分别三关境界脉候所主第三》言："从鱼际至高骨，却行一寸，其中名曰寸口。"这里指右手寸口脉。

③心腹痛沉沉：此处指中焦脾胃寒痛。

④阴冷：此处指下焦阴寒所致的阴部冷痛。

⑤奔豚：《金匮要略》之"奔豚气"。豚，即小猪。奔豚是由肾脏寒气上冲，或肝脏气火上逆，临床特点为发作性下腹气上冲胸，直达咽喉，腹部绞痛，胸闷气急，头昏目眩，心悸，烦躁，发作后如常。

⑥疝：古代病名，多指睾丸牵引少腹疼痛。现指人体组织或器官一部分离开了原来的部位，通过人体间隙，缺损或薄弱部位进入另一部位。

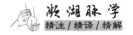
【译文】

紧脉出现于寸部，有左和右的区分。左手寸部叫作"人迎"，右手寸部叫作"气口"。关部脉紧，主要见于心腹冷痛。尺部脉紧，为下焦寒盛，可有阴部寒冷的表现，或为奔豚，或为疝疼。

【解析】

紧脉多主实寒。所谓实寒证，是指寒邪侵袭人体，而机体正气未虚，正邪交争所产生的一类证候。它包括表寒证和里寒证。寒邪袭表，正气迅速外趋抗邪，脉气随之鼓动于外，故脉浮而数，又因寒性收引，脉道拘急，故脉形束敛而绷急，出现浮紧之脉。若寒邪直犯脏腑，形成里实寒证，亦出现数而绷急之紧脉，这也是正气迅速奋力抗邪、寒邪束敛脉道所致。临床上，实寒证多出现紧脉，即脉率快而脉道紧束绷急，搏指有力的脉象。

寸口紧脉有左手右手之分，左手寸部脉称为"人迎"，右手寸部叫作"气口"。如"人迎"出现紧脉，提示为寒邪所伤。由于寒性收引，经脉拘急，"不通则痛"而出现疼痛。如"气口"出现紧脉，则多为饮食所伤，或寒困中阳，影响脾之运化，胃之腐熟，导致宿食停滞。关部紧脉多为中焦寒证，故脘腹疼痛。尺部紧脉多为下焦阴寒，故可见阴寒之气由腹部上冲咽喉之"奔豚气"，或者寒凝下焦之疝痛。

十四、缓（阴）

（一）体状诗

【原文】

缓脉阿阿①四至通②，柳梢袅袅③飐轻风④。欲从脉里求神气⑤，只在从容和缓中。

【提要】

此段讲缓脉的脉象特征。

【注释】

①阿阿：此作舒缓之意。

②四至通：脉搏跳动一息刚好四至。通，调和之意。如《吕氏春秋·慎行论》："以通八风。"

③袅袅：袅，niǎo。用来形容细长而柔软的东西随风摆动。

④飐：zhǎn，风吹颤动。

⑤神气：脉贵有神，从容和缓有力则为有神。

【译文】

缓脉柔和舒缓，一息四至，如柳枝随微风而摆动，要从脉中诊察脉中是否有神气，只要看脉象是否来去从容和缓。

【解析】

缓脉的脉象特点是脉搏的跳动不疾不徐，从容和缓稍慢于正常而快于迟脉。临床缓脉有两种情况：一种为生理性的，脉来和缓，一息四至，应指均匀，是脉有胃气的一种表现，称为平缓，多见于正常人。二是病理性的，表现为脉来怠缓无力，弛纵不鼓。其出现机理则是因为脾胃为气血生化之源，脾胃虚弱，气血不足，则脉管不充，亦无力鼓动，其脉必见怠缓无力之象。湿性黏滞，阻遏脉管，气机被困，则脉来怠缓不振，脉管弛缓。故本文强调不管什么脉象，只要是具有从容和缓的便算是"神气"还在，缓脉的本身就是神气充足的反映，也就是正常的和缓脉象。因此在"体状诗"里讨论的缓脉，是属于正常的和缓脉象，并不是病脉。由于病变所出现的缓脉，绝不是从容和缓，而是另有种种不同的缓脉出现。

缓脉脉似迟缓，与迟脉相类。如《脉经·脉形状指下秘诀第一》云："去来亦迟，小快于迟。"迟脉作为六纲脉之一，是脉搏跳动次数缓慢脉类的象征。其表现为脉来迟慢，一息不足四至（相当于每分钟脉搏在 60 次以下）。具体特点是脉管搏动的频率明显小于正常脉率，且缺乏缓和之象，临床应当详分。

（二）主病诗

【原文】

缓脉营衰卫有余①，或风或湿或脾虚。上为项强②下痿痹③，分别浮沉大小区。

【提要】

此段讲病理性缓脉的主病。

【注释】

①营衰卫有余：指《伤寒论》中提到的由于阳气郁于肌表，内迫营阴而汗自出的卫强营弱，营卫不和之证。

②上为项强：项强，指颈项强直。可由风邪侵袭太阳经，使太阳经气不利所致。

③下痿痹：痿痹，指肌肉痿软，筋脉迟缓，肢体活动无力，甚至痿弱不用。可由风湿之邪侵犯人体、脾胃虚弱、气血生化无源等原因引起。

④分别浮沉大小区：缓脉有常脉、病脉之分。病理性缓脉也有表里虚实之不同，故在临床应当结合脉象的浮沉大小加以区分。

【译文】

缓脉多见于营弱而卫强之证，或伤于风，或伤于湿，或为脾虚。邪气在上则可发颈项强直，邪气在下则可见腰膝酸软或肢体痿痹。辨清缓脉的主病，须结合脉位的浮沉、脉形的大小。

【解析】

缓脉可为平脉，见于正常人。病理缓脉的主病应根据相兼脉的不同来判断。如《脉诀汇辨》："缓为胃气，不止于病，取其兼见，方可断证。浮缓伤风，沉缓寒湿，缓大风虚，缓细湿痹，缓涩脾薄，缓弱气虚。"因风性开泄，善动，使肌腠疏松，脉管弛缓，故若风邪在表，营气不足，卫气有余，便多见脉来浮缓，如《伤寒论》中提到太阳中风为"脉浮缓，发热恶风，汗自出。"因湿性粘腻，困滞气机，故若湿邪为病，则脉来怠缓有力；若脾气虚不能化生水谷精微，气血不足，脉道失充，鼓动乏力，故脉显弛纵怠缓之象。总之，如本文所述，分辨各种不同病症的缓脉，必须参合浮、沉、大、小各个方面的情况，来加以具体区分。

（三）分部诗

【原文】

寸缓风邪项背拘①，关为风眩②胃家虚③。神门④濡泄⑤或风秘⑥，或是蹒跚⑦足力迂⑧。

【提要】

此段讲寸、关、尺三部分别出现缓脉的主病。

【注释】

①寸缓风邪项背拘：寸部缓脉可主上焦病变。风邪入侵，太阳经气不利，故见项背拘急。

②风眩：因风邪、风痰所致的眩晕。多由血气亏损，风邪上乘所致，又称风头眩。分为风寒眩晕、风热眩晕、风痰眩晕等。

③胃家虚：胃家，泛指脾、胃、肠等。此指脾胃虚弱。

④神门：此处指尺部脉，非神门穴。

⑤濡泄：由于脾虚湿盛或者脾肾阳虚所致的大便泄泻。

⑥风秘：由风搏肺脏，传于大肠，津液干燥所致便秘，患者多伴有眩晕、腹胀等兼症。

⑦蹒跚：走路时左右摇摆、重心不稳的样子。

⑧迂：曲折，绕远。此指足下无力而行动迟缓。

【译文】

寸部脉缓多为风邪外袭而致项背拘急不利；关部脉缓多为风邪所致的眩晕，或为脾胃虚弱之证；尺部脉缓多为脾胃虚弱或者脾肾阳虚所致之泄泻，或为风邪所致的大便秘结，或为气虚湿滞而致的行走困难，腿脚无力。

【解析】

外伤风邪，项背拘急者，寸部脉多浮缓；风动头眩者，左关脉常缓纵有力；胃气虚弱者，右关脉多见迟缓无力。脾肾阳虚而濡泻，尺脉往往迟缓；津液燥涩而风秘，尺脉多缓中带涩；气虚湿滞，两足蹒跚无力，行动缓慢，尺脉便迟缓而弱。总而言之，脉来从容和缓，这是健康人的正常脉，是有神气的表现，说明胃气不衰和肾气充沛。病变的缓脉，必兼见其他脉象，如浮缓、迟缓之类，这是分辨缓脉的要领。

十五、芤（阳中阴）

（一）体状诗

【原文】

芤形浮大软如葱①，边实须知内已空。火犯阳经血上溢②，热侵阴络③下流红④。

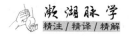

【提要】

此段讲芤脉的脉象特征和常见主病。

【注释】

①芤形浮大软如葱：芤，葱的别称。形容芤脉的脉象特征像葱管一样，浮大中空。

②血上溢：指吐血、咳血、衄血等上部出血的病证。

③阴络：指阴经。

④下流红：指尿血、便血等下部出血的病证。

【译文】

芤脉的脉形浮大而软，用手按下去的感觉为如按葱管，两边有力，中间空虚。如火热侵犯阳经脉而迫血妄行所致之呕血、咯血、衄血等；火热伤于阴络而引起的尿血、便血、血崩等，往往都会出现这样的芤脉。

【解析】

芤脉浮大中空，如按葱管。《诊家枢要·脉阴阳类成》言："芤，浮大而软，寻之中空边实，旁有中无。"其特点是应指浮大而软，按之上下或两边实而中间空。说明芤脉位偏浮、形大、势软而中空，是脉管内血量减少，充盈度不足，紧张度低下的一种状态。其形成机理多因突然出血过多之时，血量骤然减少，无以充脉，或者剧烈吐泻，津液大伤，血液不得充养，阴血不能维系阳气，以致脉气浮散而成。芤脉常见于失血、伤阴。但亡血伤阴并不仅仅是火热迫血妄行或者伤阴，临床不可拘泥。

（二）相类诗

【原文】

中空旁实[1]乃为芤，浮大而迟虚脉呼[2]。芤更带弦名曰革，芤为失血[3]革血虚。

【提要】

此段讲芤脉相类脉虚脉、革脉的脉象特征及其与芤脉的区别。

【注释】

①中空旁实：形容芤脉的脉象特征为中间空虚而周边略显充实。

②虚脉呼：名为虚脉。

③失血：此处指短时间内大量出血。

【译文】

按之中央空虚，两边有力的为芤脉。脉形浮大而迟软，按之无力的是虚脉。芤脉兼有弦脉之象的为革脉。

【解析】

此处对芤、虚、革三脉进行了鉴别，指出各自的特点。芤虽浮大但势软中空；虚脉三部脉举之无力，按之空虚，其具体特点是脉搏搏动力量软弱，寸、关、尺三部，浮、中、沉三候均无力而且至数略迟，是脉管的紧张度减弱，脉管内充盈度不足的状态。革脉浮而搏指，中空外坚，如按鼓皮，其具体特征

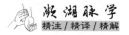

是浮取感觉脉管搏动的范围较大而且较硬，有搏指感，但重按则乏力，有豁然而空之感，因而恰似以指按压鼓皮上的外急内空之状。且芤、革二脉主病不同。芤脉多为短时间内的大量失血，革脉则见于虚劳失精、失血之证。

（三）主病诗

【原文】

寸芤积血①在于胸，关内逢芤肠胃痈②。尺部见之多下血③，赤淋④红痢⑤漏崩中⑥。

【提要】

此段讲寸关尺三部分别出现芤脉的主病。

【注释】

①积血：即瘀血。《说文》曰："瘀，积血也"。指血行迟缓或停滞于局部而形成的病理产物。

②痈：此指肠痈，为内痈之一。痈疽之发肠部者，出自《素问·厥论》。相当于外科阑尾炎、阑尾周围脓肿等，为常见急腹症。

③下血：证名，即便血。

④赤淋：即血淋，淋证之一。主症为尿道涩痛、小便带血。

⑤红痢：指血多脓少的痢疾。

⑥漏崩中：即崩漏，又名崩中漏下。指妇女非正常经期阴道出血的症状。血量多而来势急者为崩中，血量少而淋漓不断者为漏下。

【译文】

芤脉见于寸部多为胸中血瘀；芤脉见于关部多有胃痛、肠痛之证；芤脉见于尺部多有便血、血淋，或崩中漏下之证。

【解析】

芤脉一般见于大失血之后，不见于未出血之先。《诊家枢要·脉阴阳类成》言芤脉为"失血之候"。《景岳全书·正脉十六部》言其"为孤阳亡阴之候。为失血脱血，为气无所归，为阳无所附，为阴虚发热，为头晕目眩，为惊悸怔忡，为喘息盗汗"。由此可见，芤脉的出现多因突然失血过多，血量骤减，脉道失于充盈，或急性津液大伤，血量失于补充，致阴血不能充盈脉道，故按之空虚；阴血亏虚，阳气无所附而外浮，故脉来浮大无力。若是慢性失血伤阴，由于机体自身的调节作用，使脉管变细，血流加快，则脉来细数而非芤脉。《脉经》说，当寸、关、尺三部同时出现芤脉，如是慢性病，则提示为血虚，脉证相符，属顺证，可医；如属于急性病，多为大出血，则本应表现为寸、关、尺某一部位为芤脉，那就脉证不符，为逆证，可参。

十六、弦（阳中阴）

（一）体状诗

【原文】

弦脉迢迢①端直长②，肝经木旺土应伤③。怒气满胸常欲

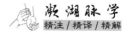

叫，翳④蒙瞳子⑤泪淋浪⑥。

【提要】

此段讲弦脉的脉象特征。

【注释】

①迢迢：音tiáo，形容道路遥远或水流绵长。此处形容弦脉脉体较长。

②端直长：形容脉象两端平直而长。

③木旺土应伤：应五行相克理论，木克土，即肝气旺盛伐伤脾土。

④翳：原义为用羽毛做的华盖。此处为病证名，指引起黑睛混浊或溃陷的外障眼病，以及病变愈后遗留于黑睛的疤痕等，以致遮蔽视线而影响视力。

⑤瞳子：即瞳孔，又称瞳仁、瞳神、水轮、金井等。

⑥淋浪：流泪之象。

【译文】

弦脉的脉形端直而且较长。常见于肝木过旺损伤脾土。郁怒填胸，气机阻滞，常欲喊叫，善太息。目中生翳瞳子被蒙，眼泪直流。

【解析】

弦脉脉象端直以长，如按琴弦。如《诊家枢要·脉阴阳类成》言弦脉："按之不移，举之应手，端直如丝弦。"《诊家正眼·诊脉法象论》言："弦如琴弦，轻面滑，端直以长，指下挺然。"其具体特点是脉形端直而长，脉势较强，脉管较硬，切脉时有指下挺然，有直起直落的感觉。弦脉的产生与肝关系十分密切，因为肝主筋，脉道的柔软、弦硬与筋之弛缓、强劲之性相同；肝病多郁滞，肝气失于条达则脉多弦劲，故称弦脉"在脏应肝"，多主肝胆病变。寒热诸邪、痰饮内停、情志不遂、善太息、疼痛等，均可使肝失疏泄，气机郁滞，进而使脉管失去柔和之性，弹性降低，紧张度增高，故脉来强硬而为弦。故原文中提到"怒气满胸常欲叫"。因肝开窍于目，肝火盛，则易生云翳，泪流不止，其脉亦弦。此外肝木亢盛必然要克犯脾土，故弦脉常主肝郁脾虚之证，临床常见胸胁胀痛、腹胀、便溏等为主症的表现。

（二）相类诗

【原文】

弦来端直似丝弦，紧则如绳左右弹①。紧言其力弦言象，牢脉弦长沉伏间。

【提要】

此段讲弦脉的相类脉紧脉、牢脉脉象特点及其区别。

【注释】

①左右弹：指紧脉脉象如牵绳转索，左右弹指。

【译文】

弦脉如丝线端直而长，直起直落，状似琴弦。紧脉左右弹指，其形如转动的绳索。紧脉主要看其脉势有力，而弦脉主要看其脉形如琴弦。牢脉脉象虽然弦长，但脉位深伏于骨间。

【解析】

弦脉与紧脉、牢脉为相类脉。紧脉绷急弹指，状如牵绳转索，其具体特点是脉势紧张有力，坚搏抗指，脉管的紧张度、力度均比弦脉高，其指感比弦脉更加绷急有力，且有旋转绞动或左右弹指的感觉，但脉体较弦脉柔软。牢脉沉取实大弦长，坚牢不移，其具体特点是脉位沉长，脉势实大而弦。牢脉轻取、中取均不应，沉取始得，但搏动有力，势大形长，为沉、弦、大、实、长五种脉象的复合脉。弦脉的特点，就是长而挺直，很像摸着琴上的丝弦一般。它与紧脉和牢脉都有很大的区别。例如弦脉和紧脉同样有一定的紧张感，但紧脉紧如绞绳而有力，弦脉只是紧中带有挺直的形象而已；弦脉和牢脉同样有弦长的形象，但牢脉只能在沉伏之间出现，弦脉便不一定见于沉部，更没有见伏的了。

（三）主病诗

【原文】

弦应东方肝胆经①，饮痰②寒热疟③缠身。浮沉迟数须分别，大小单双有重轻。

【提要】

此段讲弦脉的主病。

【注释】

①弦应东方肝胆经：指弦脉"在脏应肝"，肝在五方应东方。

②饮痰：即痰饮。痰与饮都是水液代谢转输不利而停聚所形成的病理产物。其中质地清稀者为饮；质地稠厚者称为痰。

③寒热疟：指疟疾，具有往来寒热，发作无定时等特点。多因邪陷少阳所致。

【译文】

弦脉应于东方，在脏腑经络应于肝胆经，主痰饮、寒热、疟疾等病。弦脉有兼浮、沉、迟、数的不同，尚须分清脉形大、小及单手出现脉弦还是双手脉弦，由此来判断病情的轻重。

【解析】

弦脉多见于肝胆病、疼痛、痰饮等，或为胃气衰败者。如《诊家枢要·脉明阳类成》言弦脉："为痛，为疟，为拘急，为寒热，为血虚盗汗，为寒凝气结，为冷痹，为疝，为饮，为劳倦。"《诊家正眼·诊脉法象论》言："弦为肝风，主痛主疟，主痰主饮。"故弦脉弦硬，其弦硬程度随病情轻重而不同，轻则如按琴弦，重则如按弓弦，甚至如循刀刃。弦脉见于肝胆病，无论阳邪为病或阴邪为病，都可以见到弦脉，只是所兼脉症不同。阳邪为病，多是弦大兼滑象；阴邪为病，多是弦紧兼细象。例如咳嗽喘息、气短、浮肿之支饮，脉见浮弦；咳嗽、胸胁痛、胁下有蓄水之悬饮，脉多沉弦；热盛脉来弦数，寒盛脉来弦迟；虚证脉多弦大，手足拘挛强直，不能屈伸，脉见弦小；口吐涎沫清水，胁腹有积块，嗳酸、嘈杂、胁痛，饮食减退之饮邪为患，常见单手脉弦；腹痛泄泻、寒气上冲、手足逆冷、疝痛等积寒之证，则常见双手脉弦；病轻脉来弦软，病重

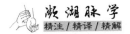

脉来弦硬。另外春季平人脉象多稍弦；健康人中年之后，脉亦
兼弦，若无病也为常脉。

（四）分部诗

【原文】

寸弦头痛膈多痰，寒热癥瘕①察左关。关右胃寒心腹痛②，
尺中阴疝③脚拘挛④。

【提要】

此段讲寸关尺三部分别出现弦脉的主病。

【注释】

①癥瘕：即癥瘕，也称积聚。腹中结块，坚硬不移，痛有定处者为
癥（症）；聚散无常，推之游移不定，痛无定处者为瘕。

②心腹痛：此处指脾胃寒盛，腹部冷痛。

③阴疝：又称"寒疝""厥疝"。指因寒邪侵袭，凝滞肝经而致睾
丸、阴器急痛、肿胀。

④拘挛：指肌肉收缩，不能伸展自如。

【译文】

寸部出现弦脉多为头痛，亦主膈中停痰；左关出现弦脉常
见于寒热往来及癥瘕之病；右关出现弦脉主腹部冷痛；尺中见
弦脉主寒疝及腰腿拘挛等证。

【解析】

凡痰滞胸膈以及头痛等症，因其病在上焦，气机不利，故寸脉多见弦。寒热往来，多为邪陷肝胆；癥瘕等病多为肝经不舒，气滞血瘀，故左关脉可能见弦；如果寒邪盛于脾胃，腹中疼痛，右关脉往往见弦。如阴疝（睾丸痛引少腹）、两脚拘挛，为肝肾虚寒的病变，两尺脉多见弦。由此可见，弦脉出现的原因可分为两类：一是肝胆之病，阴阳不和，或气逆不顺，使经脉拘束。二是寒凝气结，经脉拘急，气血收敛。临床应随症辨之。

十七、革（阴）

体状主病诗

【原文】

革脉形如按鼓皮①，芤弦相合②脉寒虚。女人半产③并崩漏，男子营虚④或梦遗⑤。

【提要】

此段讲革脉的脉象特点和主病。

【注释】

①形如按鼓皮：形容革脉脉象外坚中空，如同按鼓皮之状。

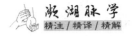
②芤弦相合：革脉同时可见到芤脉之中空和弦脉紧急的特点。

③半产：妊娠月份未足（12～28周），胎儿已成形而自然殒堕的疾病。

④营虚：指营血不足。

⑤梦遗：遗精的一种，指梦中性交而精液遗泄的病证。

【译文】

革脉的脉象如同按在鼓皮上一样，中空而外坚，兼具有芤脉和弦脉的特点，主虚寒证。凡妇女半产、崩漏，男子营血亏虚、梦遗，皆可见此脉。

【解析】

革脉浮，搏指弦，中空外坚如按鼓皮，切脉时手指感觉有一定的紧张度。其具体特征是浮取感觉脉管搏动的范围较大而且较硬，有搏指感，但重按则乏力，有豁然而空之感，因而恰似以指按压鼓皮上的外急内空之状。产生机理因为精血耗伤，脉管不充，正气不固，气无所敛而浮越于外，以致脉来浮大搏指，外急中空，恰似绷急的鼓皮。

革脉，浮取弦急，重按中空，故原文用"芤弦相合"来形容革脉既具有芤脉的特点，又有弦脉的特点。但芤脉浮大中空，如按葱管，应指浮大而软，按之上下或两边实而中间空。弦脉脉形端直而长，脉势较强，脉管较硬，切脉时有指下挺然，有直起直落的感觉，无中空之感。

革脉的临床意义，古代医家的论述基本一致。如《伤寒论·辨脉法》言革脉："妇人则半产漏下，男子则亡血失精。"《诊家正眼·诊脉法象论》言："革主表寒，亦属中虚。"故其临床意义为精气不藏，正气不固，气无所恋而浮越于外，多见于亡血、失精、半产、漏下等病症。总而言之，革脉是较为凶险的脉象。《脉经》提示，寸关尺三部出现革脉，如果是在久病的患者身上出现，则属逆证，多为死证之象。因为久病正气极度耗伤，本应出现虚弱脉象，如今脉症不符，故病情凶险。若属急性患者，则主生，表现尽管邪气盛实，但机体正气并未衰竭。可参。

十八、牢（阴中阳）

（一）体状相类诗

【原文】

弦长实大脉牢坚，牢位常居沉伏间①。革脉芤弦②自浮起③，革虚牢实④要详看。

【提要】

此段讲牢脉的脉象特征，以及与相类脉革脉的区别。

【注释】

①沉伏间：脉位比沉脉深，而近于伏脉。

②革脉芤弦：革脉为芤脉和弦脉的相合脉。

②自浮起：脉位偏浮。

④革虚牢实：革脉脉体边实中空，多主虚证；牢脉脉体沉按实大弦

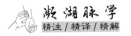

长，多主实证。

【译文】

牢脉为弦长实大之脉，脉位偏沉，在沉脉与伏脉之间。革脉为芤弦相合之脉，脉位偏浮。革脉多主虚证，牢脉多主实证，临床须详加区分。

【解析】

牢脉沉取实大弦长，坚牢不移。对于牢脉的脉象特点主要把握脉位和脉形两点。正如《脉诀汇辨》提到："似沉似伏，牢之位也。实大弦长，牢之体也。"同时李中梓在《诊家正眼·诊脉法象论》中所言："牢有二义，坚固牢实之义，又深居在内之义也"，也同样强调了这两点。故牢脉具体特点是脉位沉长，脉势实大而弦。《诊家正眼·诊脉法象论》言："牢脉沉分，大而弦实，浮中二候，了不可得。"说明牢脉轻取、中取均不应，沉取始得，但搏动有力，势大形长，为沉、弦、大、实、长五种脉象的复合脉。其产生机理为邪气牢固，而正气未衰者，如阴寒内积，阳气沉潜于下，或气血瘀滞，凝结成癥积而固结不移，在脉象上则可表现为沉弦实大长的牢脉。若失血、阴虚等患者反见牢脉，当属危重征象。

革脉与牢脉为相类脉，应当区别。革脉浮而搏指，中空外坚，如按鼓皮，其具体特征是浮取感觉脉管搏动的范围较大而且较硬，有搏指感，但重按则乏力，有豁然而空之感，因而恰似以指按压鼓皮上的外急内空之状；牢脉坚牢，沉藏于里而坚固，故见于沉伏位，其体状实大弦长。两脉在部位上一浮一沉，按之一虚一实，不难区分。

（二）主病诗

【原文】

寒则牢坚里有余①，腹心寒痛②木乘脾③。疝癫④癥瘕何愁也，失血阴虚却忌之。

【提要】

此段讲牢脉的主病。

【注释】

①里有余：指里实证。

②腹心寒痛：由于寒邪所犯致脘腹冷痛。

③木乘脾：即肝木横逆犯脾土，肝气犯脾之证。

④疝癫：即癫疝。指寒湿下注所引起的阴囊肿大的病证。

【译文】

牢脉主寒邪凝滞的里实证，亦见于因寒所致的脘腹冷痛，或肝气犯脾之证。寒疝、癫疝、癥瘕等亦见牢脉，以上实证见牢脉，预后较好。若为失血阴虚之证反见牢脉，为逆，预后不良。

【解析】

牢脉多见于阴寒内盛，疝气瘕积等证。如《诊家正眼·诊脉法象论》言："牢主坚积，病在乎内。"牢脉出现多因阴寒内积，阳气沉潜于内，或疝气癥瘕，邪聚于里，正邪交争

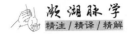

于内，致使脉动沉而应指有力，实大弦长。故凡是沉寒里实，属于邪气有余的病变，而见胸腹冷痛、肝气乘脾等病时，都可能出现牢脉。一般来说，若是癥疝、癥瘕此类的积聚病出现牢脉，因实症实脉，脉症相合，还可医治；如果失血阴虚一类的大虚证出现牢脉，这是虚证实脉，脉症相反，是正气大伤、邪气犹盛的征象，临床时应引起注意，防其骤变。

十九、濡（阴）

（一）体状诗

【原文】

濡形浮细按须轻，水面浮绵力不禁①。病后产中②犹有药③，平人若见是无根④。

【提要】

此段讲濡脉的脉象特征和预后。

【注释】

①禁：音 jīn，承受，胜任之意。

②病后产中：指大病之后或者妇人生产之时。

③犹有药：指尚有药可医。

④无根：轻取重按都能摸到脉，而且脉力平缓，为"有根"；轻取有，重按无，称"无根"，是肾气不足的表示。

【译文】

濡脉的脉象浮而兼细，切取须用轻指力。濡脉像水面上漂浮的丝绵一样不着力，只能轻触，所以指力要轻。病后或妇女产中见到濡脉尚有药可医，若无病之人突然见到濡脉则是无根之脉，是肾气不足，病情危重的表现。

【解析】

濡脉脉象浮细无力而软。《诊家枢要·脉阴阳类成》言濡脉："虚软无力，应手散细，如棉絮之浮水中，轻手若来，重手却去。"《诊家正眼·诊脉法象论》言："濡脉细软，见于浮分，举之乃见，按之即空。"其脉形特点是脉管搏动的部位在浅层，形细而软，轻取即得，重按不显，故又称软脉。濡脉形成多见于精血阳气亏虚者。脉管因气虚而不敛，无力推运血行，形成松弛软弱之势；精血虚而不荣于脉，脉管不充，则脉形细小应指乏力。如原文中指出，由于精血阳气亏虚，久病或产后见濡脉，属于脉证相合，可用补益气血之药，预后尚好。若是一般似无病之人见濡脉，脉与证不符，可能为正气突然耗伤，预后不好。另外，湿困脾胃，阻遏阳气，脉气不振，也可以出现濡脉。

（二）相类诗

【原文】

浮而柔细知为濡，沉细而柔作弱持[①]。微则浮微如欲绝[②]，

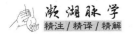

细来沉细近于微。

【提要】

此段讲濡脉相类脉弱脉、微脉和细脉的区别。

【注释】

①作弱持：当作"弱脉"来看待。持，对待之意。

②如欲绝：脉来如绝，似有似无。

【译文】

脉位浮浅、脉体柔软而脉形细者为濡脉；脉位深沉、脉形细而柔软的脉为弱脉；微脉脉位浮而极为软弱，脉来欲绝，似有似无；细脉脉位沉而脉体细小近似于微脉。

【解析】

濡脉是指浮取极无力，按之随手又空空。脉象浮而细软，轻按可得，重按反不明显。《脉经》："濡者，如帛衣在水中，轻手相得。"《脉诀汇辨》："濡者，即软之象也。必在浮候见其细软，若中候、沉候，不可得而见也。"细、微、濡、弱四种脉象都具有脉形细而搏指无力的特点。所不同者，细脉虽脉细如线，但应指明显；微脉极细极软，若有若无，按之欲绝；濡脉浮而细软；弱脉沉而细软。濡脉与弱脉之脉形、至数和脉势相同，但脉位不同，前者脉位浮浅，后者脉位深沉。细脉脉形细而偏于中取、沉取。微脉极细极软，若有若无，按之欲绝，即"微则浮微如欲绝，细来沉细近于微"。一般而言，微脉与细脉没有脉位的限制，一般微脉中取偏沉可以触及，而沉取欲绝；细脉中取应指明显。

（三）主病诗

【原文】

濡为亡血阴虚病，髓海①丹田②暗已亏③。汗雨夜来④蒸入骨⑤，血山崩倒⑥湿侵脾。

【提要】

此段讲濡脉的主病。

【注释】

①髓海：此处指脑，"脑为髓海"，脑为诸髓汇聚之处，故称"髓海"。

②丹田：人体部位或穴位名，脐下三寸，为男子精室、女子胞宫所在之处。

③暗已亏：指阴液暗耗亏损。

④汗雨夜来：即盗汗，指夜间汗出较多，多为阴虚所致。

④蒸入骨：即骨蒸潮热。骨表示深层的意思，蒸是熏蒸的意思，形容阴虚潮热的热气自里透发而出。

⑤血山崩倒：即崩漏。指非经期阴道大量出血。

【译文】

濡脉多见于大量失血及阴虚之病。如脑髓空虚，精血暗耗，骨蒸盗汗，或崩漏之证皆可见濡脉。此外，濡脉可见于湿邪困脾之证。

【解析】

濡脉多见于虚证或湿证。究其形成原因有二：一为气血亏虚，气虚不敛，脉气松弛而软，阴虚不敛，虚阳上浮，以致脉浮。阴血亏损，脉道不充，则脉细。二为湿邪困脾，机体抗邪，气血聚于表而脉浮，湿邪收敛，压制脉道，故脉细而软。故《诊家枢要·脉阴阳类成》言："为气血俱不足之候。为少气，为无血，为疲损，为自汗。为下冷，为痹。"而《诊家正眼·诊脉法象论》言："濡脉主阴髓竭精伤。"原文中提到的症状，如髓海空虚、丹田不足、盗汗骨蒸和崩漏，都为精血亏耗的病证，故多见濡脉。

（四）分部诗

【原文】

寸濡阳微①自汗②多，关中其奈气虚何③。尺伤精血虚寒甚，温补真阴可起疴④。

【提要】

此段讲寸关尺三部分别出现濡脉的主病。

【注释】

①阳微：指阳气亏虚。

②自汗：指白天不因疲劳，或无明显诱因而时时汗出，动辄益甚的症状。多因营卫不和，或阳虚卫表不固所致。

③奈气虚何："奈……何"，表示"拿他怎么办"。

④疴：病。《说文解字》言："疴，病也。"

【译文】

濡脉见于寸部，多为阳虚自汗；濡脉见于关部多为脾胃气虚，中气不足。两尺脉濡多为精血亏损，阴寒内盛，须用温补之药补阳填阴，才可使重病好转。

【解析】

寸候心肺，寸脉濡多为阳气亏虚或体表虚弱，不能固摄。右寸候肺，若濡脉见于右寸，为肺气不足，卫表阳虚，当自汗。左寸候心，若左寸见濡，应为心营不足，营不内守。濡见于关部，多见于湿邪侵犯中焦，脾胃虚弱之证。两手尺部见濡脉，则多为精血枯涸，元阳亏耗，阴寒内盛，注意通过温补阳气、填补阴精来治疗。

二十、弱（阴）

（一）体状诗

【原文】

弱来无力按之柔①，柔细而沉②不见浮。阳陷入阴③精血弱④，白头犹可少年愁⑤。

【提要】

此段讲弱脉的脉象特征。

【注释】

①按之柔：重指力取脉，脉来柔软无力。

②柔细而沉：脉象柔弱又兼细象。

③阳陷入阴：阳气衰微，不能振奋之意。

④精血弱：阴精和营血亏虚。

⑤白头犹可少年愁：白头，指老年人。即老年人见到弱脉犹可理解，若年轻人见到弱脉便是疾病了。

【译文】

弱脉应指是无力的，按之柔弱，又兼细象。因弱脉是柔细而沉的脉，所以用力按压方可触及，浮取则不应。弱脉多为阳气衰微，不能振奋，精血亏虚，病情加重的表现。正常的老年人因精血逐渐虚衰，可出现弱脉；但少年出现弱脉就是患病的表现了。

【解析】

弱脉脉象沉细无力而软。如《脉经·脉形状指下秘诀第一》言："极软而沉细，按之欲绝指下。"《诊家枢要·脉阴阳类成》言："极沉细而软，快快不前，按之欲绝未绝，举之即无。"《诊家正眼·诊脉法象论》言："弱脉细小，见于沉分，举之则无，按之乃得。"其具体特点是位沉、形细、势软。由于脉管细小不充盈，其搏动部位在皮肉之下靠近筋骨处，指下感到细而无力。其产生机理多因脉为血之府，阴血亏少，不能充其脉管，故脉形细小；阳气衰少，无力推动血液运行，脉气不能外鼓，则脉位深沉，脉势软弱。老人与年轻人体质有异，气血盛衰有别，故老人见弱脉，多是自然精气衰退的表现。年轻人本应气血旺盛，若反见弱脉，则必有虚损。

弱脉、濡脉在脉势上均细软而无力，当相区别。濡脉浮细无力而软，其特点是脉管搏动的部位在浅层，形细而软，轻取即得，重按不显，故又称软脉。很明显，弱脉须沉按始得，而濡脉则轻取即有，稍用力则无。弱脉与弦脉为相反的脉象。临床上，弱脉常同涩、细、数等脉兼见。

（二）主病诗

【原文】

弱脉阴虚阳气衰，恶寒发热骨筋痿[①]。多惊[②]多汗[③]精神减[④]，益气调营[⑤]急早医。

【提要】

此段讲弱脉的主病。

【注释】

①骨筋痿：骨骼和筋脉发生痿弱不用的病证。痿：病名，以四肢软弱无力等为临床表现，尤其以下肢痿弱，足不能行走多见。

②多惊：惊悸。多由心阳不足所致。

③多汗：自汗、盗汗。多由阳虚，卫气不足则自汗；阴虚，营不内守则盗汗。

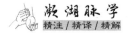

④精神减：精神疲惫。

⑤调营：调补营血，即补血敛营。

【译文】

弱脉主阴虚或阳虚，多见恶寒、发热、筋骨痿弱等表现，或有惊悸、多汗、精神疲惫等症状。治疗必须及早补益正气、调补营血。

【解析】

弱脉多见于阳气虚衰、气血俱虚。如《诊家枢要·脉阴阳类成》言："由精气不足，故脉息痿弱而不振也。为元气亏耗，为痿弱不前，为癫冷，为关热，为泄精，为虚汗。"《伤寒论·辨脉法第一》言："假令寸口脉微，名曰阳不足，阴气上入阳中，则洒淅恶寒也，曰：何谓阴不足？答曰：假令尺脉弱，名曰阴不足，阳气下陷入阴中，则发热也。"故营气、卫气都不足，所以也最容易感受外邪的侵袭而见恶寒发热。虽恶寒发热，脉也不浮而弱，说明患者阳气严重虚衰。如果阳气阴精久久不得恢复，更会变生多种疾病；精气不足，不能滋养骨髓，便病足痿；不能滋养筋膜，便病筋痿；营血不足，不能养心安神，便病惊悸；卫气不足，不能充肤固表，便病自汗；阴液虚，不能内守，便病盗汗；脾胃虚损，清阳不升，便病精神困乏。凡此种种，都有出现弱脉的可能，都可以用补益阳气、调养营血的方法进行治疗。

弱脉不同的兼脉也可主不同疾病。如弱而兼涩为胃反，为阳结；弱而兼滑，为泄泻下利；弱而兼迟，为冷积；弱而兼缓，为脾虚；弱而兼代，为元气亏耗；弱而兼短，为精气不足等，临证应详辨。

（三）分部诗

【原文】

寸弱阳虚病可知，关①为胃弱与脾衰。欲求阳陷阴虚病②，须把神门两部推。

【提要】

此段讲寸、关、尺三部分别出现弱脉的主病。

【注释】

①关：指关部脉弱。

②阳陷阴虚病：下焦阳气陷而不振，阴精亏乏至极的病证。

③神门两部：指双手尺部脉。

【译文】

寸部脉弱，可知是阳虚证；关部脉弱，为脾胃虚弱；若要诊察阳陷阴虚证候，须根据两手尺部是否脉弱来推断。

【解析】

寸候心肺，凡患心肺阳气虚弱的，寸部脉多见弱。右寸弱为肺气虚，多见气短自汗；左寸弱为心阳虚，多见惊悸、健忘；关候脾胃，脾胃衰弱，中阳不足，关部脉多见弱，可见脘腹寒病、食少便溏等。两尺候肾，两尺脉弱，多为真阳虚衰而下焦虚寒，或真阴不足，精血亏虚。

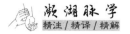

二十一、散（阴）

（一）体状诗

【原文】

散似杨花①散漫飞，去来无定至难齐②。产为生兆胎为堕，久病逢之不必医③。

【提要】

此段讲散脉的脉象特征。

【注释】

①散似杨花：脉象似杨花在空中散漫飞舞，轻飘无根。形容轻浮无力。

②至难齐：至数不齐。

③不必医：指病情危重，难以医治。并非不需要治疗。

【译文】

散脉就像漫天飞舞的杨花一样，轻浮无力；来去搏动，至数不齐。产妇出现散脉，是小儿将要出生的预兆。孕妇见散脉，是有可能堕胎的先兆。久病之后见到散脉，往往是正气衰竭，病情危重的表现。

【解析】

散脉浮散无根，至数不齐。《四言举要·脉诀》曰："虚甚则散，涣漫不收。"《诊家枢要·脉阴阳类成》言散脉"按之满指，散而不聚，来去不明，漫无根底"。《诊家正眼·诊脉法象论》言："散脉浮乱，有表无里，中候渐空，按则绝矣。"其特点是浮取散漫，中候似无，沉候不应，并常伴有脉动不规则，时快时慢而不匀，但无明显歇止，或表现为脉力前后不一致。所以称散脉为浮而无根之脉，古人形容其为"散似杨花无定踪"。散脉的产生机制多由于气血虚衰，精气欲竭，阴不敛阳，阳气离散，以致脉气不能内敛，涣散不收所致。

散脉为气血精气欲竭之象，于孕妇诊断意义更加重要。柳氏注曰："散为气血俱虚，根本脱离之脉，产妇得之生，孕妇得之堕胎。"孕妇将产出现散脉，古人称之为"离经"，所谓离经，即气血失于经常之法度致脉散。故孕妇而见散脉，出现在临床时，这是快要分娩的征象；如果还不到产期，便有堕胎的可能。久病见散脉均非佳兆，或为气血耗散，或脏腑气绝，成为阴阳不敛，或为心气耗散。

（二）相类诗

【原文】

散脉无拘散漫然，濡来浮细水中绵①。浮而迟大为虚脉，芤脉中空有两边。

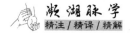

【提要】

此段讲散脉与其相类脉濡脉、虚脉和芤脉脉象的区别。

【注释】

①浮细水中绵：形容濡脉浮而细软，如同漂浮在水中的棉絮一样。

【译文】

散脉的脉象呈现出浮散而毫无约束、散乱的样子；濡脉是浮细而无力的，如水上漂浮之棉絮；虚脉浮而迟大，按之无力；芤脉的特点是中空外坚，即中间摸不到脉，而周边充实。

【解析】

散脉与濡、虚、芤三脉均具有脉位浮的特点，其各有不同。如何对散、濡、虚、芤四种脉象进行分辨呢？散脉的搏动极无规则，浮而虚大，轻飘无根。濡脉却是浮而细软，好比水里飘浮的棉絮一样。虚脉只是浮而虚大，按之无力，并非无根；芤脉则浮而中空，如按葱管。四种脉都在浮部出现，却各有其不同的特点。四种脉都属虚脉，但形、势、节律等方面均有不同。

（三）主病分部诗

【原文】

左寸怔忡①右寸汗②，溢饮③左关应软散。右关软散胻胕④肿，散居两尺魂应断⑤。

【提要】

此段讲寸、关、尺三部分别出现散脉的主病。

【注释】

①怔忡：病名。是以阵发性，或持续发作为特点，病人自觉心中剧烈跳动的一种急性病证。甚于惊悸，发则心动悸动不能自主。

②汗：此处指自汗。

③溢饮：四饮之一，指饮溢于肌肤之病变。其症状为暴渴多饮，无汗，水饮流于四肢，身体疼重。

④胻跗：音 héng fū。胻，小腿；跗，古同"跗"，指足。

⑤魂应断：元气衰微，生命垂危之象。

【译文】

散脉见于左寸部，为心病心悸怔忡；见于右寸部，为肺病表虚多汗。散脉出现在左关部，为饮邪停于四肢的溢饮；见于右关部，为脾虚水湿下注而致腿脚浮肿；两尺见散脉，为脏气将绝，脉已无根，病情危重。

【解析】

散脉多见于元气离散，脏腑精气衰败的危重病证。《诊家枢要·脉阴阳类成》言散脉"为气血耗散，脏腑气绝。主虚阳不敛，又主心气不足"。《诊家正眼·诊脉法象论》言："散为本伤，见则危殆。"李中梓为此注："盖散为肾败之征……肾脉本沉，而散脉按之不可得见，是先天资始之根本绝也。"肾为先天之本，元气之根，故散脉主肾气亏虚，元气离散。

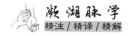

戴同父（元代医家）认为，左手寸部反映心之功能，心在五行主夏季，故其脉多在夏季表现明显，因夏季阳气强盛而外浮，气血鼓动脉道所致；右手寸部反映肺之功能，因肺应于秋，秋天阳气开始收敛，而阴气始行，故出现短涩而散的脉象，均属于常脉。左寸候心，故左寸出现软散的脉象，多由于心阳之气不足，因此可见到惊悸怔忡之证；右寸出现散脉，多为肺气耗伤，卫表不固则自汗怕风；左关出现散脉，可见于肝气不足，肝气克脾土，脾失健运则水湿停聚发为溢饮；右关候脾，脾虚则足胫水肿；尺部候肾，尺部散脉，则元气大伤，病情危重。

二十二、细（阴）

（一）体状诗

【原文】

细来累累细如丝，应指沉沉无绝期①。春夏少年俱不利②，秋冬老弱却相宜。

【提要】

此段讲细脉的脉象特征。

【注释】

①无绝期：没有断绝的时间。引申为脉接连不断地跳动。

②俱不利：意为身体要发生疾病。

【译文】

细脉的脉象虽然细如丝线，但其搏动却连续不断，应指明显无有终绝。在春夏两季及少年人身上见到细脉，是身体可能有异常的表现。秋冬两季及年老体弱的人，气血不足，脉象细小，则是脉症相应的表现。

【解析】

细脉脉细如线，但应指明显。如《诊家枢要·脉阴阳类成》所言细脉"微渺也，指下寻之，往来微细如线"。其特点是脉道狭小，指下如线，但按之不绝，应指起落明显。细脉产生的机制多由于阴血亏虚不能充盈脉管，气虚则无力鼓动血行，致脉管的充盈度减小，故脉来细小且无力。或由于湿性重浊黏滞，脉管受湿邪阻遏，气血运行不利而致脉体细小而缓。春夏季阳气盛的时候，人体也相应地血行畅旺，脉应浮大；少年气血方盛，脉亦应之，若脉来细弱，则为气血不足，身体有恙之象。秋冬是阴渐盛阳渐藏，人体气血也当和缓内敛；或者老年人气血不足，脉来略细弱，这都是脉症相应，属于正常。当然，在临床上气候变化和人体的适应性是有一定关系的，但一般说来影响甚小，不宜过分地夸大这种作用。

细脉属于虚脉，软弱无力，与濡脉、弱脉和微脉为相类脉。其中濡脉浮细无力而软，其特点是脉管搏动的部位在浅层，形细而软，轻取即得，重按不显，故又称软脉。弱脉沉细无力而软，其具体特点是位沉、形细、势软。由于脉管细小不充盈，其搏动部位在皮肉之下靠近筋骨处，指下感到细而无力。微脉极细极软，按之欲绝，若有若无，其特点是脉形极细小，脉势极软弱，以致轻取不见，重按起落不明显，似有似无。故细脉虽脉细如线，但应指明显，起落清楚；微脉极细而软，似有似无；弱脉则沉细而软，须重按始得；濡脉浮细而软，脉位浅表。

（二）主病诗

【原文】

细脉萦萦①血气衰，诸虚劳损七情乖②。若非湿气侵腰肾③，即是伤精汗泄④来。

【提要】

此段讲细脉的主病。

【注释】

①萦萦（yíng）：缭绕、缠绕之意，此指连续不断。

②七情乖：指情志失调而致病。七情，指喜、怒、忧、思、悲、恐、惊七种情志活动。乖：背离，违背，不和谐。如《说文》："乖，戾也。"

③腰肾：腰为肾之府。此处指湿气侵袭腰部。

④伤精汗泄：指精气内伤、虚汗外泄之病。

【译文】

细脉萦细如丝，连续不断主要是由于气血衰败，诸虚劳损，或者情志失调所致。此外，如阳气虚弱，水湿侵袭而得腰肾病，或精气内伤，阳不固外而得自汗证等，也可以出现细脉。

【解析】

细脉多见于气血两虚、湿邪为病。《诊家正眼·诊脉法象论》言："细主气衰，诸虚劳损。"细脉主要见于阴虚、血虚，阴血不足脉管不充盈，所以脉见细小。阴阳气血都不足的久病虚证，脉也可见细小。但是若单纯的阳虚气虚，脉见沉微；阳虚气虚较重出现亡阳气脱的危险阶段时，脉反现浮大无力。由于湿性黏腻，困遏脉道，水湿较重的病人，脉气鼓动受到阻抑，致脉形变细，但脉动必然应指有力且细而柔软。某些健康人由于先天禀赋的缘故，可与生俱来，六脉沉细等同，而无疾病，此即所谓的"六阴脉"，是脉形的生理性变异而非病脉。

（三）分部诗

【原文】

寸细应知呕吐频，入关①腹胀胃虚形。尺逢②定是丹田冷③，泄痢遗精号④脱阴⑤。

【提要】

此段讲寸、关、尺三部各自出现细脉的主病。

【注释】

①入关：关部出现细脉。

②尺逢：尺部出现细脉。

③丹田冷：指下腹部冷痛。丹田：指脐下三寸。

④号：宣称，称号。如《韩非子·五蠹》曰："号之曰有巢氏。"

⑤脱阴：阴液枯竭。

【译文】

细脉见于寸部，主呕吐频繁发作之疾；细脉见于关部，可能为脾胃虚弱、腹胀；细脉见于尺部，一定是丹田虚寒，或者是泄痢、遗精以及阴血大伤的脱阴等证。

【解析】

《脉经》云："细脉多为气血亏虚，不能充盈脉道所致。"故虚证出现细脉为顺证；如实证出现细脉，则为逆证。如严重失血、亡津后，阴血不足鼓动脉道无力，见细脉为顺证；若痰饮内停，气机阻滞之证见脉细如线多为逆证。故大凡呕吐频繁而气虚至极的，寸部脉来多细；脾胃虚弱，腹胀形瘦的，关部脉来多细；下焦肾阳虚衰，丹田（脐下三寸）寒冷，泄痢遗精，阴精脱失的，尺部脉来多细。失血过多，精液枯竭也多见细脉。

二十三、伏（阴）

（一）体状诗

【原文】

伏脉推筋着骨①寻②，指间裁动③隐然④深。伤寒欲汗阳将解⑤，厥逆⑥脐疼证属阴。

【提要】

此段讲伏脉的脉象特征。

【注释】

①推筋着骨：重指力按至骨。

②寻：原义为"举、按、寻"之一，诊断学术语。指切脉时用不同的指力和手法诊测脉象的方法。如《诊家枢要》："持脉之要有三：日举，日按，日寻。轻手循之日举，重手取之日按，不轻不重，委曲求之日寻。"此处泛指切脉。

③裁动："裁"通"才"，指刚刚、方才。

④隐然：藏匿，不显露之意。

⑤阳将解：阳气回苏，伤寒汗出而解。

⑥厥逆：病证名。指四肢逆冷（手脚冰凉，手冷过肘，足冷过膝），多由阴寒内盛格阳于外所致。

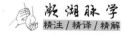

【译文】

切伏脉必须用重指力，循骨推动筋肉去感觉，才能觉察到脉搏隐隐而动，脉位非常之深。伤寒见到伏脉为阳气振奋，欲汗出达邪而解之象。四肢厥冷，脐腹冷痛时见伏脉，属阴寒之证。

【解析】

伏脉重按推筋着骨始得，甚则伏而不见。《难经·十八难》：“伏者，脉行筋下也。”《诊家正眼·诊脉法象论》言：“伏为隐伏，更下于沉，推筋着骨，始得其形。”《景岳全书·正脉十六部》言：“伏脉，如有如无，附骨乃见。”其具体特点是脉管搏动的部位比沉脉更深，隐伏于筋下，附着于骨上。因此，诊脉时浮取、中取均不见，需用重指力直接按至骨上，推动筋肉才能触到脉动，甚至伏而不见。伏脉出现的机理多为邪气内伏，不得宣通而致。邪气闭塞，气血凝结，而致正气不能宣通，脉管潜伏而不显，但必伏而有力，多见于暴病。另外久病气血亏损，阴枯阳竭之人也可以见到伏脉，是疾病深重的标志。危重病证的伏脉，与血管病变造成的无脉症不同。无脉症往往发生在肢体的某一局部，出现相应肢体无脉，而其他部位的脉象可正常。伤寒表证，脉本应浮，但如果寒凝经络，阳气不能发越时，脉也见伏。待阳气回苏，得以振奋宣通，便可汗出而解。若四肢厥逆，脐腹冷疼，多为阴寒内盛，阳气虚衰之证。

伏脉与沉脉位置均在深部，为相类脉。沉脉脉象为轻取不应，重按始得，举之不足，按之有余。伏脉其具体特点是脉管搏动的部位在皮肉之下靠近筋骨之处，因此用轻指力按触不能察觉，用中等指力按触搏动也不明显，只有用重指力按到筋骨间才能感觉到脉搏明显的跳动。二者虽轻取均不应，不同的是沉脉重取乃得；伏脉较沉脉部位更深，着于筋骨，故重按亦无，须推筋着骨始得，甚则渐时伏而不见。

（二）主病诗

【原文】

伏为霍乱①吐频频，腹痛多缘②宿食停。蓄饮③老痰④成积聚，散寒温里莫因循⑤。

【提要】

此段讲伏脉的主病。

【注释】

①霍乱：指上吐下泻同时并作的病证。中医的霍乱分为两类：一是因其能将胃肠中病理性内容物吐泻而出的，叫"湿霍乱"；一是腹胀绞痛，烦躁闷乱，想吐吐不出，欲泻又泻不下的，叫"干霍乱"，或称"绞肠痧"。

②缘：因由，因为之意。

③蓄饮：即积饮。指水饮积聚，停聚不散的病证。

④老痰：陈旧之痰。

⑤莫因循：莫，应为"要"。切记要审症求因，辨证施治。

【译文】

伏脉主霍乱、呕吐频发不止；也可见于腹痛，或饮食积滞；水饮内停，顽痰固结，日久易成积聚之病，可出现伏脉。治疗须辨证施治，采用温里散寒之法。

【解析】

伏脉常见于邪闭、霍乱、厥病和痛极的病人。如《脉经·平杂病脉第二》言："伏者霍乱。"《景岳全书·正脉十六部》言伏为"阴阳潜状阻隔闭塞之候。或火闭而伏，或寒闭而伏，或气闭而伏。为痛极，为霍乱，为疝瘕，为闭结，为气逆为食滞；为忿怒，为厥逆水气"。《活人书·问七表》曰："伏主物聚。"《诊家枢要·脉阴阳类成》言伏为"阴阳潜伏，关膈闭塞之候。为精聚，为瘕疝，为食不消，为霍乱，为水气，为营卫气闭而厥逆"。由此可见，凡邪气郁结于里，以致经脉阻滞，气血壅塞，必见伏脉。原文中提到之霍乱而见频频呕吐，因宿食而阵阵腹痛，以及水饮停蓄、老痰积聚等症，皆有经气阻滞、气血壅遏的病机，故无不出现伏脉。这时应审症求因，用温里散寒的方法以畅通血气，解郁破积，化痰逐饮。此外，中医所言之霍乱，可泛指急骤发作的一切呕吐腹泻之证，不完全是指现在的传染病而言。主要病变为伤于饮食，阳热外逼，阴寒内伏而成。

（三）分部诗

【原文】

食郁①胸中双寸伏，欲吐不吐常兀兀②。当关腹痛困沉沉③，关后疝疼还破腹④。

【提要】

此段讲寸、关、尺三部分别出现伏脉的主病。

【注释】

①食郁：六郁之一。指由于饮食积滞所致脘腹胀满、嗳气酸腐、厌食、大便不调等症。

②兀兀：音 wù，昏沉。此处形容心中难受的样子。

③困沉沉：指身体困重。

④破腹：形容疼痛的剧烈程度。

【译文】

伏脉见于两寸，主食积郁滞胸中，症见想吐而吐不出，头目昏沉难受。伏脉见于关部，主腹痛身体困重。伏脉见于关后尺部，则主疝气腹痛剧烈。

【解析】

总而言之，伏脉为邪气内闭的体现，常由气闭、寒闭、火闭、食郁所致。寸关尺三部分候人体上中下三焦。若见食郁证，病在胸膈，饮食停留，胸中气郁不舒，以致吐之不出，难受异常时，两手寸部常见伏脉；若病在于脘腹，中焦寒湿凝聚，中阳为邪所遏，失于运达以致腹痛身困时，两手关部常见两关脉伏；若下焦寒凝气滞，或寒邪侵犯肝经，引起肝经循行部位，如外阴、小腹或乳房等部位冷痛拘急，甚至剧烈疝痛，两手尺部常见伏脉。

二十四、动（阳）

（一）体状诗

【原文】

动脉摇摇数在关，无头无尾豆形团[①]。其原本是阴阳搏，虚者摇兮胜者安。

【提要】

此段讲动脉的脉象特征。

【注释】

①团：即圆。

【译文】

动脉摇动不止，脉率较快，见于关部，指下无头无尾像圆圆的豆粒一样跳动。动脉出现的原因为阴阳两气相搏结，虚者则摇动，胜者则安定。

【解析】

动脉具有短、滑、数三种脉象的特征，其脉搏搏动部位在关部明显，应指如豆粒动摇。《脉经·脉形状指下秘诀第一》言："见于关上，无头尾，木如豆，厥厥然动摇。"惊则气乱，痛则气结，故动脉产生的机理多因惊、因痛而致使阴阳相搏，气血运行乖乱，脉行躁动不安，而出现滑数而短的动脉。对于动脉的脉象特征后世多从其说。如《外科精义·论脉证名状二十六种》言："动脉之诊，见于关上，无头尾，如豆大，厥厥然而动摇者是也。"但就动脉之脉位而言，动脉是否只见于关部的说法诸家有分歧。如明代李中梓《诊家正眼·诊脉法象论》对动脉的论述："动之为义，以厥厥动摇，急数有力得名也。两头俯下，中间突起，极与短脉相类。"指出动脉虽然脉搏跳动关部明显，但尺寸并非没有，只是尺部寸部脉动部位偏沉而已。在临床的表现上，寸关尺都可以见到动脉，所以可以理解为关部更加明显。出现动脉多因阴阳两气互相搏击所致。阴阳两气搏击，胜的一方脉气安静，虚的一方便表现出坚紧有力，如豆大摇动的动脉。这就是脉书所谓"阳虚则阳动，阴虚则阴动"的道理。

短脉与动脉二者在脉形上均有短缩之象，但短脉是形状短缩且涩常兼迟，不满三部；动脉其形如豆，常兼滑数有力。《医术》说："短类于动而衰于动，动脉形滑而且数，短脉形涩而必迟。"可以理解为动脉和短脉，虽然皆是"两头俯下，中间突起"。即用同样的指力，关部脉搏跳动明显而尺

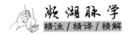

部、寸部脉动显现部位偏沉。但二者的区别在于：短脉属阴，不数不滑；而动脉属阳，兼有滑、数之象，临床实践中可体察之。

（二）主病诗

【原文】

动脉专司①痛与惊，汗因阳动②热因阴③。或为泄痢④拘挛⑤病，男子亡精⑥女子崩⑦。

【提要】

此段讲动脉的主病。

【注释】

①专司：专，专门；司，主管，掌管。

②汗因阳动：指阳虚、卫表不固而致自汗出。

③热因阴：指阴虚内热之证。

④泄痢：泄，泄泻；痢，痢疾。

⑤拘挛：指四肢拘挛难以屈伸的症状。多由于风邪所致。

⑥亡精：也称"失精"。指精液亡失。

⑦崩：也称"崩中"。指妇女不在行经期间，阴道突然大量出血的一种妇科病。

【译文】

动脉专主疼痛与惊恐。也见于阳气不足之自汗证，以及阴液亏虚之发热。此外泄泻、痢疾、四肢筋脉拘挛、男子亡精、女子崩中等病，皆可出现动脉。

【解析】

动脉常见于惊恐、疼痛等症。《诊家正眼·诊脉法象论》言："动脉主痛，亦主于惊。"《诊家枢要·脉阴阳类成》提出："动为痛，为惊，为虚劳体痛，为崩脱，为泄痢。"皆很全面地概括了动脉的主病。除此之外，如原文中所说的阳动、阴虚、失精、崩中等在临床也可见到动脉。可知大凡寒邪偏盛之疼痛，气机不畅以至逆乱之惊悸，阳不胜阴之自汗，阴不胜阳之发热，脾胃不和、寒热不调之腹泻，脏腑传化失职、气血相干之痢疾，阴寒邪盛、经气受伤之筋脉拘挛，阴虚阳盛之男子精液亡失、女子血崩等，都可以见到动脉。总而言之，这些疾病之所以出现动脉，不外乎人体阴阳交争，互相搏击，有所偏盛偏衰的结果。

二十五、促（阳）

（一）体状诗

【原文】

促脉数而时一止①，此为阳极②欲亡阴③。三焦郁火④炎炎盛，进⑤必无生退⑥可生。

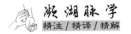

【提要】

此段讲促脉的脉象特征。

【注释】

①时一止：脉搏跳动过程中时而停顿一下，止无定数。

②阳极：阳热极盛。

③亡阴：指体内阴液严重耗损而欲竭的危重证候。

④三焦郁火：指三焦火热内盛而有郁积之证。

⑤进：指间歇的次数增加。

⑥退：指间歇的次数减少。

【译文】

促脉的脉来急数，时有歇止，这是阳热极盛，阴液即将亡失之象。三焦郁火亢盛，阳热内炽，若歇止次数增加则病情加重，很难治疗；若歇止次数减少则病情缓解。

【解析】

促脉脉来数而时有一止，止无定数。如《脉经·脉形状指下秘诀第一》所言："来去数，时一止复来。"《诊家枢要·脉阴阳类成》曰："脉来数，时一止复来者，曰促。"其具体特点是脉率较快且有不规则的歇止。其产生机理为阳邪亢盛，热迫血行，心气亢奋，故脉来急数；热灼阴津则津血衰少，心气受损，脉气不相接续，故脉有歇止。对于促脉的预后，原文中提到："进必无生退可生。"如间歇的次数增加说明阳盛阴竭，故病情危重。《诊家正眼·诊脉法象论》也有类似的描述："促为急促，数时一止，如趋而蹶，进则必死。"皆根据歇止的次数来预知疾病的进退，歇止少为病轻，歇止多则病重。临床可以作为参考。

数、疾、动三者皆有脉来疾数的特征，为促脉相类脉。数脉脉来急促，一息五至以上，数脉特点是脉率较正常为快，脉搏每分钟约在 90 ～ 130 次之间。疾脉脉来更加急疾，一息七八至，其具体特点是脉率比数脉更快，相当于脉搏每分钟140 ～ 160 次。动脉具有短、滑、数三种脉象的特征，其脉搏搏动部位在关部明显，应指如豆粒动摇。三者皆无脉来一止的表现，临床不难鉴别。另外结、代、促脉都属于节律失常而有歇止的脉象，具体区别见代脉部分。

（二）主病诗

【原文】

促脉惟将火病①医，其因有五②细推之。时时喘咳皆痰积，或发狂斑与毒疽。

【提要】

此段讲促脉的主病。

【注释】

①火病：火热内盛的病证。

②其因有五：即气、血、痰、饮、食，此五者为导致火热内盛的常见原因。

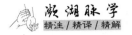

【译文】

促脉常是火热内盛的表现，究其原因有气、血、痰、饮、食五种，应该仔细推敲辨别五者之不同。若经常咳喘的，多因痰湿积滞；若精神躁狂，皮肤发斑，或出现毒疽的，多为邪气化热、火热炽盛所致。

【解析】

促脉多见于阳盛实热、气血痰食停滞。《诊家枢要·脉阴阳类成》言："阳独盛而阴不能相和也。或怒气逆上，亦令脉促。促为气涌，为狂闷，为瘀血发狂。又为气、为血、为饮、为食、为痰。盖先以气热脉数，五者或有一留滞其间，则因之而为促。"《诊家正眼·诊脉法象论》言："脏气乖违，则稽留凝泣，阻其运行之机，因而歇止者，其止为轻。若真元衰惫，则阳弛阴失涵，失其揆度之常，因而歇止者，其止为重……或因气滞，或因血凝，或因痰停，或因食壅，或外因六气或内因七情，皆能阻遏其运行之机，故虽当往来急数之时，忽见一止耳。"对促脉产生的机理做了更加详细的阐述。

由以上原文可知，促脉的出现，主要为三焦火热内盛而有郁积的结果，如邪火在脏，神志失常而脉促，则多见发狂。如热毒入营，营气逆滞而脉促，则常见发斑。如热在肌肉，血气郁腐而脉促，则多发毒疽。除了阳热亢盛之外，气滞、血瘀、痰积、饮证、食积等（即为医书中常见之"五积停中"）有形实邪阻滞，致使脉气接续不及，亦可形成间歇。如见时时咳嗽，甚至喘逆、痰涎壅盛而脉促的，这便是属于痰积，其他可以类推。阳热亢盛和气机郁滞，此二者均为邪气内扰、脏气失常所致，故其脉来促而有力。若因真元衰惫，心气衰败，虚阳浮动，亦可致脉气不相顺接而见促脉，但必促而无力。正常人有因情绪激动、过劳、酗酒、饮用浓茶等而偶见促脉者，临证当详辨。

二十六、结（阴）

（一）体状诗

【原文】

结脉缓而时一止，独阴偏盛欲亡阳①。浮②为气滞沉③为积，汗④下⑤分明在主张。

【提要】

此段讲结脉的脉象特征。

【注释】

①亡阳：指体内阳气极度衰微而欲脱的危重证候。

②浮：指脉结而兼有浮象。

③沉：指脉结而兼有沉象。

④汗：即"汗法"。是通过发汗解表、宣肺散邪的方法，使在表的六淫之邪随汗而解的一种治法。

⑤下：即"下法"。是通过荡涤肠胃、排出粪便的方法，使停留在肠胃的有形积滞随大便而出的一种治法。

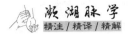

【译文】

结脉脉来缓慢，时有歇止，是阴寒内盛，阳气欲脱之象。脉浮而兼结的多为气滞，脉沉而兼结的多为积聚。脉浮者宜用发汗之法，脉沉者宜用攻下之法。临床要根据辨证结果随证施治。

【解析】

结脉脉来缓慢，时有中止，止无定数。如《脉经·脉形状指下秘诀第一》所言："往来缓，时一止复来。"《诊家枢要·脉明阳类成》言："脉来缓，时一止复来者，曰结。"《诊家正眼·诊脉法象论》言："结为凝结，缓时一止，徐行而怠，颇得其旨。"可知其具体特点是脉来迟缓，脉律不齐，有不规则的歇止。其产生机理多为阴寒偏盛，脉气凝滞，故脉率缓慢；气结、痰凝、血瘀等积滞不散，心阳被抑，脉气阻滞而失于宣畅，故脉来缓慢而时有一止，且为结而有力；若久病气血衰弱，尤其是心气、心阳虚衰，脉气不续，故脉来缓慢而时有一止，且为结而无力。

迟、缓、涩等三种脉象皆可以表现出脉来迟缓的特征。其中迟脉脉来迟慢，一息不足四至（相当于每分钟脉搏在60次以下），其具体特点是脉管搏动的频率明显小于正常脉率。生理性缓脉，脉来和缓，一息四至，应指均匀，是脉有胃气的一种表现，多见于正常人；病理性缓脉则怠缓无力，弛纵不鼓，其脉象特点是脉搏的跳动不疾不徐，从容和缓稍慢于正常而快于迟脉。涩脉脉来艰涩不畅，如"轻刀刮竹"，其具体特点是脉形较细，脉势滞涩不畅，至数较缓而不匀，脉力大小亦不均，呈三五不调之状。三者皆没有脉律不齐，时有一止的表现。另外结、代、促脉都属于节律失常而有歇止的脉象，具体区别见代脉部分。

（二）主病诗

【原文】

结脉皆因气血凝，老痰结滞^①苦沉吟^②。内^③生积聚外^④痈肿，疝瘕为殃病属阴。

【提要】

此段讲结脉的主病。

【注释】

①老痰：顽痰。由于气火郁结，凝结胶固，积久难治之痰。

②苦沉吟：因疾病之痛苦而发出呻吟。

③内：指体内，里证。

④外：指体表，皮肤之病证。

【译文】

结脉都是因气血凝滞不畅所致。老痰结滞，不通而痛，令患者因病痛而呻吟。结脉还可见于体内的积聚与肌表的痈肿，以及疝气等属阴的病证。

【解析】

结脉多见于阴盛气结、寒痰血瘀，亦可见于气血虚衰。

《诊家枢要·脉阴阳类成》言结脉"为症结，为积聚，为七情所郁"。《诊家正眼·诊脉法象论》言："结属阴寒，亦由凝积。"又言："浮结者，外有痛积；伏结者，内有积聚。故知结而有力者，方为积聚。结而无力者，真气衰弱。"总而言之，结脉之因非虚即滞，它是阴寒偏盛，邪结于里；阳热不足，正气衰减的证候。若脉浮而有力，时或见结，是风寒外袭，寒邪滞于经脉，病位在表；若脉沉而有力，时或见结，则为邪气内积，阴寒固结，气机受阻。此外正常人也有因情绪激动、过劳、酗酒、饮用浓茶等而偶见结脉者。

因此，从临床来看结脉的临床意义可以概括成三点：阴盛气结，心肾虚衰，药物中毒。其形成机制多为痰饮、瘀血、食积、痈肿、疝瘕、寒邪等阴邪内盛，阻滞气机，气机结滞不畅，致脉气时有不续，故来缓而时一止。结脉与促脉相比较，促脉属于热的居多，结脉为寒，属于阴证的范围。另外临床上常可见到因血气渐衰、精力不继的久病或虚劳病，出现脉来断而复续、续而复断的结脉，这是属于阴阳虚损一类的病变，应加注意其与气血凝滞所致之结脉的区别。

二十七、代（阴）

（一）体状诗

【原文】

动而中止①不能还②，复动因而作代看。病者得之犹可疗，平人却与寿相关③。

【提要】

此段讲代脉的脉象特征。

【注释】

①动而中止：脉动中有停跳。

②不能还：不能自行恢复。

③寿：指寿命。

【译文】

脉象在搏动中歇止，不能立即恢复，下一次搏动又出现相同的情况，故称代脉。在患病的时候出现代脉，并一定严重，还可以治愈。若平人出现代脉，情况较为严重，预后不良，可能寿命攸关。

【解析】

代脉脉来一止，止有定数，良久方还。《素问·脉要精微论》言："数动一代者，病在阳之脉也。"唐代王冰释："代，止也。"《脉经·脉形状指下秘诀第一》中的描述是"代脉，来数中止，不能自还，因而复动。"《诊家枢要·脉阴阳类成》中说："代，更代也。动而中止，不能自还，因而复动，由是复止，寻之良久，乃复强起，为代。"明代李中梓《诊家正眼·诊脉法象论》言："代为禅代，止有常数，不能自还，良久复动。"说明代脉的具体特点是脉律不齐，表现为有规则的歇止，歇止的时间较长，脉势较软弱。其产生的机理多因脏气衰微，元气不足，可致脉气不相接续，故脉来时有中止，止有定数，常见于心脏器质性病变；或由于疼痛、惊恐、跌打损伤，致使气滞血瘀，以至于脉气不能衔接，出现停跳，而呈现代脉，故脉代而应指有力。

除此之外，《内经》对代脉还有另外一种认识：即与脾对应的脉象。如《素问·宣明五气》言："五脉应象：肝脉弦，心脉钩，脾脉代，肺脉毛，肾脉石，是为五脏之脉。"唐代王冰释："代，软而弱也。"《素问·平人气象论》言："长夏胃微软弱曰平，弱多胃少曰脾病，但代无胃曰死。"清代高士宗释："代，软弱之极也。"此处所指之代脉是软而弱的脉象，即脾的正常脉象。

（二）相类诗

【原文】

数而时止①名为促②，缓止③须将结脉呼。止不能回④方是代，结生代死⑤自殊涂⑥。

【提要】

此段讲代脉相类脉促脉、结脉的脉象以及相互的区别。

【注释】

①数而时止：脉来急数而时有一止。

②促：指促脉。

③缓止：脉来缓慢而时有一止。

④止不能回：脉跳有歇止，且时间较长，不能自行恢复。

⑤结生代死：两脉主病的预后不同，结脉主生，代脉主死。

⑥殊涂：即殊途，这里作"不相同"解。

【译文】

促脉为脉率快且时有歇止；结脉为脉率慢且时有歇止；搏动中有歇止，不能恢复的为代脉。结脉提示病情较轻，预后较好；代脉提示病情较重，预后不良，二者病情明显不同。

【解析】

代、结、促脉都属于节律失常而有歇止的脉象，这是三者的共同之处。但一般在临床上认为结、促脉都是不规则的歇止，歇止时间短，止而能回；而代脉则是有规则的歇止，且歇止的时间较长，止后不能恢复，这是结脉、促脉与代脉的不同之处。结脉与促脉虽都有不规则的歇止，但结脉是迟而歇止，促脉是数而歇止。此处原文论述中并未提出促脉和结脉止无定数，代脉止有定数。

诊脉当有一定的时长，尤其对于促结代脉而言，没有充分的时间，很难明确辨析。戴同父认为，在诊脉时，必须要静候30次，这个数值来源于《难经》；在《伤寒论序》中，张仲景提出"动数发息，不满五十"是错误的，可知其认为诊脉须静候50次；《脉决》五脏歌中又以45次为标准。后世不必拘泥于具体次数，但诊脉要保证一定的时长，才不会有遗漏的现象，才能做到万无一失。

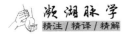
（三）主病诗

【原文】

代脉元因①脏气衰，腹痛泄利下元亏②。或为吐泻中宫③病，女子怀胎三月兮。

【提要】

此段讲代脉的主病。

①元因：元，通"原"。指发生代脉的原因。

②下元亏：指肾气亏虚。下元，即指肾，肾位于下焦，元气根于肾，所以肾被称作"下元"。

③中宫：指中焦脾胃。

【译文】

代脉的发生的原因多是由于五脏之气衰弱，或者在腹痛、泄痢等下元亏虚之病中，也可出现在吐泻等脾胃病中，女子怀孕三月以后也可能会见到代脉。

【解析】

代脉见于脏气衰微、疼痛、惊恐、跌仆损伤等病证。《素问·脉要精微论》言："代则气衰。"而《脉经》则认为若是出现代脉兼有散脉的，多是比较凶险的病证，通常有泄泻、大便脓血等症状。南北朝高阳生在《脉诀·九道脉》中言代脉"主形容羸瘦，口不能言"。元代滑伯仁在《诊家枢要·脉阴阳类成》中对其解释道："主形容羸瘦，口不能言。若不因病而人羸瘦，其脉代止，是一脏无气，他脏代之，真危亡之兆也。若因病而气血骤损，以至元气不续，或风家痛家，脉见代止，只为病脉。故伤寒家亦有心悸而脉代者，腹心痛，亦有结涩止代不匀者，勿以为凶……又妊娠或有脉代者，此必三月余之胎也。"明代李中梓在《诊家正眼·诊脉法象论》中言："代主脏衰，危恶之候；脾土败坏，吐利为咎；中寒不食，腹疼难收。"由以上原文可知，出现代脉的主要原因，是由于脏气衰弱、元阳不足所致。正如《伤寒溯源集》所载："代，替代也，气血虚惫，真气衰微，力不致给。"说明精气尽竭，不能接济是产生代脉的主要原因。

（四）预后诗

【原文】

五十不止①身无病，数内有止②皆知定。四十一止一脏绝，四年之后多亡命。

三十一止即三年，二十一止二年应③。十动一止一年殂④，更观气色兼形证⑤。

两动一止三四日⑥，三四动止应六七。五六一止七八朝⑦，次第⑧推之自无失。

【提要】

此段讲代脉的预后。

【注释】

①五十不止：脉动五十而无歇止。

②数内有止：脉跳五十次范围内出现有规律性的歇止。

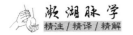
③二年应：指两年之后即会有生命危险。

④殂：音 cú，指死亡。此处理解为病情重，预后差。

⑤气色兼形证：此处指要脉症相参。

⑥三四日：三四天之内就可能有生命危险。

⑦朝：指日、天之意。

⑧次第：以此类推。

【译文】

脉动五十次还没有停顿提示身体健康，若有歇止则需要明知其主病。如脉动四十即停顿一下，则预示有脏气衰败的情况，四年之后多有性命之忧。脉动三十即停顿一下，三年之后有性命之忧；脉动二十次则停顿一下，则两年后有性命之忧。脉动十次则停顿一下，病人可能只有一年的寿命，但是这些都应当脉症相参，不可拘泥。脉动两次即停顿，只可存活三四天，脉动三四次即停顿，活不过六七天。脉动五六次一止可存活七八天，其余可以此类推。

【解析】

在临床上，通常根据脉动两次歇止间的搏动次数来判断病情的发展。如脉动四十次而出现一次歇止的，则提示脏气衰竭。而脉动五六次就出现一次歇止的，患者在七八天之内就有死亡的危险。说明歇止发作的越频繁则病情越深重，越容易危及生命。在患者病情危重之时，用该方法进行推算，即能大概估算患者可以生存的时间。当然不可一概而论，需要通过观察患者的气色变化、形体状况后，进行综合判断。

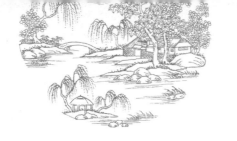

第二章　四言举要

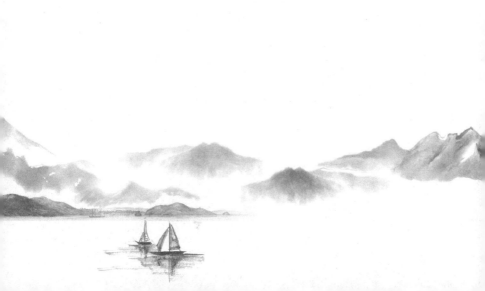

一、经脉与脉气

【原文】

脉乃血脉①，气血之先②。血之隧道③，气息④应焉。

其象法⑤地，血之府⑥也。心之合⑦也，皮之部⑧也。

【提要】

该段主要论述脉的含义、生理及其与呼吸、心脏的关系。

【注释】

①脉：原作"血派"，坊刻本作"血脉"，从之。

②先：先导。

③隧道：在山中或地下挖沟所称的通路。此处指脉管为血液运行之通路。

④息：一呼一吸谓之息。

⑤法：效法。

⑥府：储藏东西的地方。

⑦合：配合，连通。《素问·五脏生成论》："心之合，脉也"。

⑧部：分布。

【译文】

脉，即为血脉，是全身气血运行的先决条件，是气血运行的通道，且与呼吸相应。经脉在人体的分布就如同地面存在的大小河流一样，脉就是容纳血液的府库。脉与心脏相合，在外面遍布于皮肤、肌肉之间。

【解析】

脉不同于经络。中医学先有"脉"的概念，明确认识到脉就是运行血液的通道。如《素问·脉要精微论》所言："夫脉者，血之府也。"而"经络"是秦汉时期诸家为了解释人体的感传现象才确立的术语。脉管具有约束、控制和推进血液在脉中运行的作用。《灵枢·决气》曰："壅遏营气，令无所避。"脉网络全身，纵横交错，互相沟通，遍布全身，内连脏腑、骨髓，外应皮肤、肌肉、四肢，从而形成了整个的血液循环系统。

【原文】

资①始于肾，资生于胃②。阳中之阴③，本乎营卫④。营者阴血，卫者阳气。营行脉中，卫行脉外。

【提要】

此段讲脉气的生成。

【注释】

①资：获得、取得。

②资生于胃：脾胃为后天之本，由其化生的水谷精微可不断滋养脉气。

③阳中之阴：气属阳，脉属阴。脉气在脉内运行，故脉气属阳中之阴。

④营卫：营为营气，由水谷精气化生，行于脉中，具有化生血液和鼓动气血之功。卫为卫气，由水谷之悍气化生，行于脉外，具有调控、温煦血脉之功。

【译文】

脉气根源于先天之肾气，充养于后天之脾胃。它属于阳中之阴，其功能的实现需要靠行于脉中的营气和行于脉外的卫气相互配合。

【解析】

脉搏之所以能够搏动不休，主要是由于"脉气"的存在。"脉气"，可以理解为经脉本身的一种机能。这种机能不仅要获得先天肾气和后天胃气的不断供给而存在，还要依赖于营卫二气互相结合。从"脉气"的性质来讲，它属于"阳中之阴气"。营气与卫气皆源于脾胃，营气具有化生阴血、营养全身之功用，并运行于脉中；卫气具有保卫体表，温煦血脉之效，运行于脉外。如此内、外、阴、阳相互作用，就维持了"脉气"的正常活动。

【原文】

脉不自行①，随气而至②。气动脉应，阴阳之义③。气如橐籥④，血如波澜。血脉气息，上下循环。

【提要】

此段讲脉气鼓动血行脉中。

【注释】

①行：运行。

②至：到达。

③阴阳之义：气为阳，血为阴，脉气行血，为阴阳互根互用的体现。

④橐籥：古代的一种鼓风吹火用的器具。橐（音 tuó，陀），鼓风器。籥（音 yuè，月），送风的管子。

【译文】

血脉自身不能单独运行血液，要随着脉气才能使血行脉中生生不息。脉气的运动可以从脉象上反映出来，气为阳，血为阴，脉气行血，正是阴阳作用的体现。脉气的运动就像风箱鼓动吹火一样，必须依靠脉中气的推动，血液才会有波澜，使气血往复运行于全身脉中而循环不息。

【解析】

脉气有经脉之气和血脉之气的区别，此处指血脉之气，有约束、控制和推动血液在脉中运行，而不溢于脉外，并产生有节律的运动，从而促进血液在周身循环。脉气的产生与肾中精气、脾胃运化的水谷精气以及肺吸入的清气密切相关，由于位置、功能不同而分别组成元气、宗气、营气和卫气。但从本质上看，人体内本为一气，贯通于全身。

【原文】

十二经中，皆有动脉①。惟②手太阴③，寸口④取决。

此经属肺，上系吭嗌⑤。脉之大会⑥，息⑦之出入。

一呼一吸，四至为息。日夜一万，三千五百。

一呼一吸，脉行六寸。日夜八百，十丈为准。

【提要】

此段讲"寸口"诊脉的意义及呼吸和血行的关系。

【注释】

①动脉：指可触及的脉搏搏动的部位。

②惟：只有，仅仅。

③手太阴：手太阴肺经。

④寸口：两手前臂桡动脉搏动处。又称"气口"或"脉口"。

⑤吭嗌：喉咙。吭音"航"，嗌音"意"。

⑥大会：诸脉汇聚之意。

⑦息：气息、呼吸。一呼一吸谓之息。

【译文】

全身十二正经中，每条经脉在体表所过部位都有可以切到脉动的地方，但只有手太阴行于寸口的部位，可以作为诊断疾病的依据。此经属于肺脏，向上联系咽喉，是各条经脉汇聚之所，与呼吸之气的出入有密切联系。

一呼一吸称为一息，脉搏可以搏动四次。在一昼夜之内，呼吸有一万三千五百次，在一呼一吸的时间里，脉中血液向前推进六寸，一昼夜中，血液前进八百一十丈的距离，这是一般的衡量标准。

【解析】

何谓"寸口"？即两手前臂桡动脉搏动处，为肺经所过。

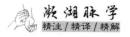

为何称其为"寸口"？"寸"，因该部位全长一寸九分（同身寸）而得名；"口"，是指出、入、往、来之意。古有"三部九候"法，有"人迎趺阳"法，且全身正经十二，每一条经脉都有可以切诊脉动的地方，为何独取寸口？究其原因，一是寸口为脉之大会，手太阴肺经所在，肺主气，朝百脉，人体之脉皆会聚于寸口，故脏腑气血盛衰，周身血脉之变化，皆可由此反映出来。如《难经·一难》曰："十二经皆有动脉，独取寸口以决五脏六腑死生之法，何谓也？然寸口，脉之大会，受太阳之脉动也。"二是肺、脾两脏皆属太阴，手太阴肺经起于中焦，中焦脾胃为后天之本，脏腑精气化生之源。脾胃受纳、运化功能的强弱，决定脏腑精气血脉的盛衰，所以"独取寸口"，可定生化之源的变化和脏腑的影响。三是方便易行，便于诊察，并在长期医疗实践中积累了丰富的经验，经历代医学的验证和整理提高，成为有系统的理论，经得起实践的考验。

呼吸数字与现在统计颇有出入。正常人一昼夜呼吸数约为二万四千至二万六千息。

二、部位与诊法

【原文】

初持脉①时，令仰其掌②。掌后高骨③，是谓关上④。

关前为阳⑤，关后为阴⑥。阳寸阴尺，先后推寻。

【提要】

此段讲寸口脉分寸、关、尺三部，及其阴阳属性。

【注释】

①持脉：切脉、诊脉。

②仰其掌：掌心向上。

③掌后高骨：前臂内侧腕后的桡骨茎突。

④关上：即寸、关、尺三部中的关部，亦称关脉。

⑤阳：寸脉。

⑥阴：尺脉。

【译文】

切脉之时，要病人手腕伸直，掌心向上。掌后高骨内侧搏动处，为关脉。关前为阳部，即寸脉；关后为阴部，即尺脉。先把中指指端准确布在"关部"，后依次将食指、无名指布在寸、尺的部位，便可以仔细体会脉象的变化了。

【解析】

有少数在"寸口"部位摸不到脉的搏动，却在手臂外侧，即"寸口"的上方，可以摸到脉的搏动，这叫作"反关脉"，有的人一只手"反关"，也有的双手"反关"，一般属于特殊生理现象。

【原文】

心肝居左，肺脾居右。肾与命门，居两尺部。

魂魄谷神^①，皆见寸口。左主司官^②，右主司府^③。

左大顺男，右大顺女。本命扶命，男左女右。

关前一分，人命之主。左为人迎，右为气口^④。

神门^⑤决断，两在关后。人无二脉，病死不愈。

男女脉同，惟尺则异。阳弱阴盛，反此病至。

【提要】

此段讲三部分主脏腑以及男女脉象差异。

【注释】

①魂魄谷神：肝藏魂，肺藏魄，心藏神，脾主五谷。魂魄谷神可概括人体脏腑的生理功能和病理表现。

②司官：司，主管。官，指脏。司官即主司候脏。另有说主司候气，可参。

③司府：府，通"腑"。司府即主司六腑。另有说主司候血，可参。

④左为人迎，右为气口：王叔和《脉经》认为左手寸部叫"人迎"，候外感表证；右手寸部叫"气口"，候内伤里证。可参。

⑤神门：《脉经》称两尺部为"神门"，非手少阴经之神门穴。

【译文】

寸关尺分候脏腑。左手寸部候心，关部候肝，右手寸部候肺，关部候脾，左尺候肾，右尺候命门，因此五脏的生理功能都表现在寸口脉上。左手脉多诊察五脏疾病，右手脉多诊察六腑疾病。一般而言，男性的左脉比右脉大，女性的右脉比左脉大。人体先天和后天精气的盛衰，男性主要从左手脉切得，女性从右手脉切得。

关前为寸，候心肺之病，性命所系。左手寸部叫"人迎"，候外感表证；右手寸部叫"气口"，候内伤里证。尺脉在关部之后，若两尺无脉，则病情危重。男性与女性脉象基本相同，但男性尺部脉较弱，女性尺部脉较盛。若与此相反，即是有病的表现。

【解析】

人迎含义有三：一为"遍诊法"中之"人迎脉"，即喉结两侧颈总动脉搏动处。二为左手寸口脉的别称，语出《脉经》："左为人迎，右为气口。"三为人迎穴，别名"天五会"。故原书"左为人迎"，实宗《脉经》之说。《脉经》还认为，"人迎"主要候外感病，"气口"主要候内伤病。"人迎"脉盛于"气口"脉，提示以外感病为主；相反，则以内伤病为主。

【原文】

脉有七诊，曰浮中沉。上下左右，消息①求寻。
又有九候，举按轻重。三部浮沉，各候五动。

【提要】

此段讲"七诊"与"九候"两种诊脉方法。

【注释】

①消息：斟酌体察。

【译文】

寸口脉中所谓"七诊"，即为浮取、中取、沉取、单取上部寸脉、单取下部尺脉、候左手寸口脉、候右手寸口脉七种诊法。用这七种诊法仔细体察疾病，可测知疾病轻重。"九候"法即根据手法轻重，在寸、关、尺三部用浮、中、沉三种手法来诊察脉象，每候至少等待脉搏跳动5次。

【解析】

诊脉时既要运用"七诊"上下相互比较，左右相互对照；又要运用"九候"，用轻、中、重不同的手法在寸、关、尺三个部位来体察每候脉象，即"三三得九"之意。

【原文】

寸候胸上，关候膈下。尺候于脐，下至跟踝①。
左脉候左，右脉候右。病随所在，不病者否。

【提要】

此段讲根据"寸口"观察全身病变。

【注释】

①跟踝：指足跟。

【译文】

寸脉可以用来诊胸中心肺之病，关部脉可以诊膈下肝脾之病，尺部脉可以诊脐下至足跟之病。左手脉诊左边病，右手脉诊右边病，哪一边脉象有异常，说明相应一边有病变。反之亦然。

【解析】

寸关尺三部可以分候上中下三焦，同时左手三部观察左半身病变，右手三部观察右半身病变，如左胁疼痛，左关脉便现弦或紧，此即"病岁所在"；右胁正常，右关脉就没有不正常的变化，此为"不病者否"。

三、五脏平脉

【原文】

浮为心肺，沉为肾肝。脾胃中州①，浮沉之间。

心脉之浮，浮大而散②。肺脉之浮，浮涩而短。

肝脉之沉，沉而弦长。肾脉之沉，沉实而濡。

脾胃属土，脉宜和缓。命③为相火④，左寸同断⑤。

【提要】

此段讲五脏平脉（正常脉象）的不同表现。

【注释】

①中州：指膈以下、脐以上之处，即中焦。

②散：指脉体阔大软散。非散脉。

③命：命门。

④相火：与"君火"相对，寄于肝、胆、肾、三焦，而其根源则在命门。君火与相火相互配合，以温养脏腑，推动人体的功能活动。

⑤同断：皆可诊断。

【译文】

浮取可观察心肺，沉取可观察肝肾，浮沉之间可观察中焦脾胃。心脉之浮，浮中显得大而散；肺脉之浮，浮中显得短而涩。肝脉之沉，沉中兼见弦而长；肾脉之沉，沉中兼有实和濡。脾胃在五行中属土，脉象以和缓为宜。命门相火盛衰，也可从左寸判断。

【解析】

五脏的正常脉象，都可以通过浮、中、沉三候来观察。浮取观察心肺，沉取观察肝肾，浮沉之间观察中焦脾胃，这些都是从总体上来讲的，仔细分析，各有不同。心脉的浮，浮中显得大而散，指尖稍微着力，便觉得脉体粗大；再稍着力，便觉得脉体软散。肺脉的浮，浮中显得涩而短，指尖稍微着力，便觉脉象搏动带有滞涩之感；再稍着力，更觉得脉象有种短促的感觉。肝脉在沉中出现，不仅脉形显得较长，还具有张力较大的弦象。肾脉也在沉中出现，但有壮实兼软滑的感觉。脾胃之脉象，总以不快不慢，和缓为上。命门之脉本应候于尺部，但命门相火之盛衰与心之君火关系密切，故从左寸心火变化也可测知命门相火。

【原文】

春弦夏洪，秋毛①冬石②。四季和缓，是谓平脉③。
太过实强，病生于外④。不及虚微，病生于内⑤。
春得秋脉⑥，死在金日⑦。五脏准此，推之不失。
四时百病，胃气为本。脉贵有神，不可不审。

【提要】

此段讲四时平脉。

【注释】

①毛：浮而轻虚。
②石：沉而有力。
③平脉：正常脉象。
④外：外感。
⑤内：内伤。
⑥秋脉：秋季相应之脉，即浮脉。
⑦金日：即庚辛日。

【译文】

正常的脉象，在春季较弦，在夏季较洪大，在秋季较浮浅，在冬季较沉实。四季脉象虽然稍有不同，但只要从容和缓有力，即为平脉。若脉象搏指的力量明显超过正常，则病位在表，多见于外感病。若脉象搏指的力量明显弱于正常，则病位在里，多为脏气受损所致。病人在春季里本应该是弦脉，而出现了秋季之浮脉，说明金克木，若更逢金日，肝木受克太过，则病情危重。五脏患病之轻重皆可依次而推。四季之中，不管患何种病，有胃气、有神气便是疾病向愈的根本，一定要体察清楚。

【解析】

一年四季的气候变化对于人体及其脉象有一定的影响。春季阳气渐次上升，脉搏相应张力较强而见弦脉；夏季气候炎热，脉搏相应来去充沛而见洪脉；秋季阳气逐渐衰退，脉搏相应轻虚浮软而见毛；冬季气候严寒，脉搏相应沉潜有力而见石。在一年四季里脉象只要有一种和缓的脉气，即为有胃气，就说明身体健康；另外脉贵有神，即柔和有力，也是精气盛满，正气充沛的表现。不管患何种疾病，只要有胃气、有神气，说明身体正气还存在。若脉来无"神"、无"胃气"，说明正气已极度衰竭。

"春得秋脉，死在金日"之句，是将天干对应五行，再用五行生克来推算病情轻重之法。甲、乙、丙、丁、戊、己、庚、辛、壬、癸被称为"十天干"，对应五行"木、火、土、金、水"。其中甲乙应木，丙丁应火，以此类推。春季脉应弦，反见秋季之浮脉，为金旺乘木之象。若至金气当盛之金日，则乘木更甚，故病情加重。

四、辨脉提纲

【原文】

调停①自气②，呼吸定息③。四至五至，平和之则。

三至为迟④，迟则为冷。六至为数⑤，数即热证。

转迟转冷，转数转热。迟数既明，浮沉当别。

浮沉迟数，辨内外因。外因于天⑥，内因于人⑦。

天有阴阳，风雨晦明⑧。人喜怒忧，思悲恐惊。

外因之浮，则为表证。沉里迟阴，数则阳盛。

内因之浮，虚风⑨所为。沉气迟冷，数热何疑。

浮数表热，沉数里热。浮迟表虚，沉迟冷结。

表里阴阳，风气冷热。辨内外因，脉证参别。

脉理浩繁，总括于四。既得提纲，引申触类。

【提要】

此段讲浮、沉、迟、数为脉之四纲。

【注释】

①调停：调整、调匀。

②自气：医者的呼吸。

③定息：指一息结束下一息为起之时。

④迟：迟脉。

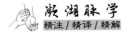

⑤数：音 shuò，数脉。

⑥天：指自然界。

⑦人：指体内各种致病因素，如七情内伤、气血不调等。

⑧晦明："明"原作"暝"，据文义改。《左传》："天有六气，曰阴阳风雨晦明也，过则为灾。"晦，是指黑夜；明，是指白天。

⑨虚风：内生之风。多因阴血亏虚所致。

【译文】

医生在诊脉的时候，必须保持自己呼吸调匀，在一呼一吸之间，脉搏跳动四次或五次，为正常脉搏。如果一呼一吸脉搏仅跳动三次，便为迟脉，意为有寒证；相反，一呼一吸脉搏跳动六次，便为数脉，意为有热证。假使一呼一吸之间，脉搏动愈迟，仅为一、二次，说明寒证加重。假使一呼一吸之间，脉搏动愈数，达到七、八次，说明热证加重。

除迟数之外，还当辨别清楚浮脉、沉脉的临床意义。在脉象浮沉迟数的变化中，可以辨识疾病的发生原因，分清楚是内因还是外因。外因是指自然界气候的变化，内因是指人体自身的变化。自然界有六淫的变化，人自身有"喜、怒、忧、思、悲、恐、惊"七情的变化。

在因感受外邪所发生的疾病中，脉浮为表证，脉沉为里证，脉迟为阴寒证，脉数为实热证；在因内伤七情所发生的疾病中，脉浮多为血虚、阴虚而动风，脉沉病多在气，脉迟多为寒证，脉数多为热证，这些都是一般规律。

脉浮数，多为表热证；脉沉数，多为里热证；脉浮迟，多为表虚证；脉沉迟，多为体内寒邪积滞。辨别疾病在表、在里、属阴、属阳，是风病还是气病，是寒病还是热病，是内因还是外因，都需要结合脉象，综合分析。

脉学理论虽繁多复杂，但归纳起来，可概括为四大类：浮沉迟数，以此作为纲领，就能深刻体会脉象的精微。

【解析】

祖国医学讲的六淫，即"风、寒、暑、湿、燥、火"六种外感病邪的统称。淫，有太过、浸淫之意，引申为不正、异常。六淫与六气既有联系，又有区别。正常情况下，风、寒、暑、湿、燥、火是自然界六种不同的气候变化，称为"六气"。六气的不断运动变化，决定了一年四季气候的不同，即春风、夏暑（火）、秋燥、冬寒、长夏湿。机体通过自身的调节，对六气有一定的适应能力，一般不会使人体发病。当气候变化异常，超过了一定限度，如六气的太过或不及，非其时而有其气（如春天应温而反寒，秋天应凉而反热等），以及气候变化过于急骤（如急骤冷、暴热等），机体不能适应，可导致疾病的发生；或当人体的正气不足，抵抗力下降时，风、寒、暑、湿、燥、火乘虚而入，导致人体发生疾病，这种情况下的六气，便称为"六淫"。内因就是我们的各种情绪：喜、怒、忧、思、悲、恐、惊等情绪变化。无论内因还是外因的病变，都可以出现浮、沉、迟、数等几种不同的脉象，因此这四种脉象可以看成是脉象的总纲。

五、诸脉形态

【原文】

浮脉法①天，轻手可得。泛泛在上，如水漂木。

有力洪大，来盛去悠②。无力虚大，迟而且柔。

虚甚则散，涣漫③不收。有边无中，其名曰芤。

浮小为濡，绵④浮水面。濡甚则微，不任⑤寻按。

【提要】

此段讲从浮脉的体状进而分析与洪、虚、散、芤、革、濡、微七种脉象的区别。

【注释】

①法：效法、取法。

②悠：悠远，此处作"持久"解。

③涣漫：脉体散开，且搏动迟缓。

④绵：棉絮。

⑤不任：不能耐受。指诊濡脉时，不能用中取或者沉取，只宜轻取、浮取。

【译文】

浮脉如天阳之气在上，轻取即可得，如水中漂木，泛泛在上。浮脉类还可兼见其他脉象。若浮而有力，来盛去衰为洪脉；浮迟无力，脉体虽大但脉势柔软为虚脉；较虚脉散漫无根，重按则无者为散脉；浮大中空，如按葱管者为芤脉；浮而细小，软绵无力为濡脉；比濡脉更加细软无力，中取、沉取难见的为微脉。

【解析】

洪、虚、散、芤、革、濡、微皆属浮脉类，皆于轻取即可获得。但这些脉象的体状及指下感觉不尽相同，还应详辨。

【原文】

沉脉法地，近于筋骨①。深深在下，沉极为伏。
有力为牢，实大弦长。牢甚则实，愊愊②而强。
无力为弱，柔小如绵。弱甚则细，如蛛丝然。

【提要】

此段讲从沉脉的体状进而分析与伏、牢、实、弱、细五种脉象的区别。

【注释】

①近于筋骨：沉脉的脉象必须采用重指力，推筋着骨始得。
②愊愊而强：愊（bì），原为"郁结"之意，此作结实、紧绷之状，形容实脉的脉象坚实有力。

【译文】

沉脉像地气一样沉重、下降，必须采用重指力取脉，推筋着骨才能获得。若脉象沉入深部之极，称为伏脉；若沉脉

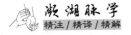

有力充实，并端直弦长的，为牢脉。比牢脉更加坚实有力的，称为实脉，搏指坚实有力；若脉沉无力，而脉体细小，柔软如棉絮的，为弱脉。比弱脉脉形更细的，则为细脉，像蛛丝一样。

【解析】

伏、牢、实、弱、细五种脉象皆属沉脉类，但其脉象特点及指下感觉皆有所区别，当详辨之。

【原文】

迟脉属阴，一息三至。小駃①于迟，缓不及四。

二损②一败③，病不可治。两息夺精④，脉已无气。

浮大虚散，或见芤革。浮小濡微，沉小细弱。

迟细为涩，往来极难。易散一止，止而复还。

结则来缓，止而复来。代则来缓，止不能回。

【提要】

此段讲从迟脉的体状进而分析与缓、涩、结、代四种脉象以及损脉、败脉、夺精脉的区别。

【注释】

①小駃：稍快。駃通"快"。

②二损：一呼一吸脉搏仅搏动两次，称为损脉。为病情危重之脉。

③一败：一呼一吸脉搏仅搏动一次，称为败脉。为病情危重之脉。

④两息夺精：在两次呼吸之间脉搏仅搏动一次，称为夺精脉。为病情危重之脉。

【译文】

迟脉属阴，一息搏动三至。脉率稍快于迟脉且一呼一吸刚四至，为缓脉。一呼一吸脉搏仅搏动两次，称为损脉；仅搏动一次，称为败脉。更有甚者，在两次呼吸之间脉搏仅搏动一次，称为夺精脉。此三种脉都是精气衰竭，病情极其危重之脉。

脉位浮但脉形大的脉象有虚脉、散脉、芤脉和革脉；脉位浮但脉形小的脉象有濡脉和微脉；脉位沉而脉形小的脉象有细脉和弱脉。若脉来迟缓而脉形细小称为涩脉。涩脉脉象往来艰难涩滞，有时容易散乱，甚至有些像歇止脉，稍缓一下后即恢复。结脉脉象搏动较为缓慢，并且中间有歇止，歇止无规律，后可暂时恢复搏动；代脉脉象搏动亦缓慢，且亦有间歇，间歇时间较长，亦难恢复。

【解析】

迟脉相类脉有缓、涩、结、代四种脉象，且当与损脉、败脉、夺精脉进行区别。首先需要辨迟脉和缓脉。缓脉比迟脉稍快，一呼一吸刚好四至，但脉动均匀和缓，稍有迟纵。涩脉当与结、代脉相区别。涩脉脉来迟细，搏动又艰涩困难，甚至有些像短散脉和歇止脉，但它并不歇止，只是在短暂时候稍微迟滞一下就过去了。而结、代脉都有间歇。

【原文】

数脉属阳，六至一息。七疾①八极②，九至为脱③。

浮大者洪，沉大牢实。往来流利，是谓之滑。

有力为紧④，弹如转索⑤。数见寸口，有止为促。

数见关中，动脉可候。厥厥⑥动摇，状如小豆。

【提要】

此段讲从数脉的体状进而分析与滑、紧、促、动四种脉象及疾脉、极脉、脱脉的区别。

【注释】

①七疾：疾，疾脉。一息脉跳七至为疾脉。

②八极：极，极脉。一息脉跳八至为极脉。

③九至为脱：脱，脱脉。一息脉跳九至为脱脉，为阳气暴脱之象。

④紧：紧脉。

⑤转索：绳索。

⑥厥厥：匆忙的样子。此处形容脉象搏动急促滑数。

【译文】

数脉属阴，一息搏动六至。若脉动比数脉更快，达一息七至者，为疾脉；甚至一息达八至者，为极脉；一息九至为脱脉。

脉象浮大而有力者为洪脉，沉大而有力者为牢脉，脉搏往来流利为滑脉，脉来左右弹动，有如绳索转绞，为紧脉。寸口脉跳频数，但中有歇止者，为促脉。脉来数而见于关部者，为动脉。动脉脉象短小如豆，搏动急促。

【解析】

数脉相类脉有滑、紧、促、动四种脉象，且当与疾脉、极脉、脱脉进行区别。与上文相结合，当详分促、结、代三种脉象，此三者皆为节律异常，有间歇之脉象。其中脉来急数，时而一止，止无定数者为促脉，多为阳盛热实，或气血痰食停滞之证，若脉细促而无力，多为虚脱之象；若脉来缓慢，时见一止，止无定数为结脉，多为阴盛寒积或气血瘀滞之证，结而无力为气血虚衰；若脉来缓慢而有规则的间歇，间歇时间较长为代脉，多为脏气衰微或气滞血瘀之证。

【原文】

长则气治①，过②于本位③。长而端④直，弦脉应指。

短则气病，不能满部⑤。不见于关，惟尺寸候。

【提要】

此段讲长、短、弦三脉的区别。

【注释】

①治：与"乱"相对，作"正常"解。

②过：超过。

③本位：脉搏超出寸、关、尺三部，即为"过于本位"。

④端：正、直。

⑤不能满部：不能达到寸、关、尺三部各自的位置。

【译文】

长脉主气血充盛而平和，是健康人常见之脉象，其脉体较长，超过寸、关、尺三部之位。若脉体长而端直，且应指明显为弦脉。短脉为气虚或气滞之象，其脉形短而不能满于三部。

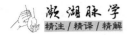

短脉在关脉表现不明显，只存在于尺部或者寸部。

【解析】

长脉是超过寸或尺的本位而有余之脉，只要是长中带有柔和之象并不弦急的，便是正气充沛的反映。相反，脉不长反短，无论在寸部或者尺部表现为不满而短缩的状态，都属于气血虚损的短脉。

六、诸脉主病

【原文】

一脉一形，各有主病。数①脉相兼，则见诸证。

浮脉主表②，里③必不足。有力风热，无力血弱④。

浮迟风虚⑤，浮数风热。浮紧风寒，浮缓风湿。

浮虚伤暑，浮芤失血。浮洪虚火，浮微劳极⑥。

浮濡阴虚，浮散虚剧⑦。浮弦痰饮，浮滑痰热。

【提要】

此段讲不同浮脉所主各病。

【注释】

①数：音 shù，量词，指多个。非数脉。

②表：表证。指外邪侵袭肌表的病证。六淫邪气、疫疠之气等外

邪经皮毛、口鼻侵袭人体，正邪相争于肤表浅层，以恶寒发热为主症的证候。

③里：里证。指病变部位在内，脏腑、气血、骨髓等受病所反映的证候。

④血弱：血虚。

⑤风虚：气虚伤风。卫气虚弱，肌表不固，外伤于风，故见脉浮而迟。

⑥劳极：劳，虚劳，虚损，包括心劳、肝劳、肾劳、肺劳、脾劳者，又称"五劳"。极，极度，严重之意，包括筋极、骨极、血极、肉极、精极、气极者，也称"六极"，为六种严重的虚损病。

⑦虚剧：气血虚极。

【译文】

每一种脉象，均有各自特有的形态，均有各自相应的主病。若多种脉象相兼出现，那么这个疾病中可见到这几种脉所主的证候。

浮脉多主外感表证，也可主里虚证。浮而有力的主风热表证，浮而无力为内伤血虚。

脉浮而迟缓，为气虚伤风；浮数为风热表证；浮紧为风寒表证；浮缓为风湿表证。

浮而无力者多见于伤暑病中；浮芤脉象多为大失血病；慢性病中的浮而洪大的脉象，为阴虚火旺；浮而微弱之脉，多见于五劳六极之虚损之证。

浮濡为阴虚病；浮散为气血虚极；浮弦为痰饮内盛；浮滑为痰热壅滞。

【解析】

每一种脉象，都有不同的形态，主要是由于不同的病变所致。由于一个单一脉象只能从一个侧面反映人体的生理病理信息，而人体是个复杂的有机整体，疾病过程又是一个复杂多变的过程，故临床上一脉独见的较少，往往是几种脉象互相兼见于各种复杂的病症中，称为"相兼脉"。如何判断相兼脉的主病？可以通过组成相兼脉的单脉主病之和来判断。如浮紧脉，浮主表证，为外邪侵袭肌表，卫阳抗邪于外，气血趋向于肤表，脉气亦鼓动于外之征。风性善动，亦能使气血向外，而见脉浮；紧主寒证，寒为阴邪，主收引凝泣，困遏阳气，脉管收缩紧束而拘急，故见紧脉。脉浮紧则主表寒证，临床多表现为恶寒发热，鼻塞，流清涕，头身疼痛，舌苔薄白，脉浮紧等症状。在临床实践中，可以借鉴，但不可拘泥，脉象和疾病有对应关系，但不是绝对的一一对应，需灵活运用，脉症合参，全面分析判断，才能作出正确的诊断。

【原文】

沉脉主里，主寒主积[1]。有力痰食，无力气郁[2]。
沉迟虚寒，沉数热伏[3]。沉紧冷痛，沉缓水蓄[4]。
沉牢痼冷[5]，沉实热极。沉弱阴虚，沉细痹湿[6]。
沉弦饮痛[7]，沉滑宿食。沉伏吐利，阴毒[8]聚积[9]。

【提要】

此段讲不同沉脉所主各病。

【注释】

①主寒主积：寒，里寒证。积，病名，积聚，指腹内结块，或痛或胀。其中肿块固定不移，痛有定处者为积；推之可移，或痛无定处，时聚时散者为聚。多由气滞血瘀而致。

②痰食：指痰饮、食积。气郁：指肝郁气滞证。主要表现有胸胁胀痛，部位不固定，食欲不振，嗳气，肠鸣，月经不调，脉弦等。

③热伏：热邪深伏体内。

④水蓄：寒水邪气蓄积。

⑤痼冷：痼，音 gù。即"痼疾"，指日久不愈的疾病。痼冷，指寒气久伏体内，经久不愈。

⑥痹湿：即湿痹，痹病中的一种。多因湿邪为主侵犯四肢关节，以致关节痹阻不通，症见周身关节疼痛，沉重难举。

⑦饮痛：饮，即"痰饮"或"水饮"的简称。饮痛指痰饮内停，气机阻滞，气血不畅，不通则痛。

⑧阴毒：病证名。指寒邪深伏于里，以致气血不能运行，凝滞经脉而成。症见皮肤青紫，周身剧烈疼痛，咽喉痛，继而红肿腐烂。

⑨聚积：即积聚。

【译文】

沉脉多主病在里，主寒证或积滞等病；沉而有力，主痰饮病或食积病；沉而无力，主气郁病。

脉沉而迟为虚寒病；沉而数为体内有热邪内伏未散；沉而紧为内部受寒作痛；沉而缓为体内有水饮积蓄。

脉沉而牢多为久病不愈之寒积；沉而实多为热盛之极；沉而弱多为阴虚；沉而细多为湿痹之证。

脉沉而弦，多为水饮内停或疼痛；沉而滑多为宿食停滞；

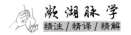
沉而伏多为吐泻过甚，正气大伤，气血不能外达，或见于体内阴毒、积聚等病证。

【解析】

本段简述沉脉及常见相兼脉的主病。由此可见，沉脉的出现，最常见的有三种情况：一是内伤里证；二是阴寒邪气；三是各种积聚。诊察沉脉，首先诊其搏动有力和无力。沉而有力，多为痰饮和伤食的病变；沉而无力，一般多由气机郁滞所致。其次诊其迟数。脉来沉迟，多是虚寒为病；脉来沉数，常为热邪内伏。三是诊其相兼脉。沉而兼紧，以寒凝冷痛的为多；沉而兼缓，以水气（即寒水邪气）蓄积的为多。如久患冷病，沉脉之中多兼牢象，如里热盛极，沉脉之中多兼实象。阴精虚损的，脉来沉弱；湿邪痹着（停滞不行）的，脉来沉细。痹，主要是由风、寒、湿三种病邪痹着而成，关节间有游走性疼痛，多汗的为风痹；关节呈固定性疼痛的为寒痹；肢节发沉，甚或麻木不仁的为湿痹。沉弦脉，每见于痰饮为病的痛证；沉滑脉，每见于宿食为病的积证。假如脉来沉伏，多见于阴毒和积聚不消，发为剧烈吐泻之证。临证时还需与其他诊法相参。

【原文】

迟脉主脏，阳气伏潜①。有力为痛，无力虚寒。

数脉主腑，主吐主狂②。有力为热，无力为疮。

【提要】

此段讲迟、数两脉所主各病。

【注释】

①伏潜：潜藏，不通达于外。

②狂：病名，多由五志过极，痰火瘀血，闭塞心窍所致。以精神亢奋、狂躁不安、骂詈毁物、动而多怒等为主要临床表现。

【译文】

迟脉主五脏之病，为阳气内伏的表现。迟而有力，多见于痛证；迟而无力，多见于虚寒。

数脉主六腑之病，多为呕吐、狂躁等病。数而有力为热证，数而无力为疮疡。

【解析】

五脏的虚寒病变，反映在脉搏方面，多为迟脉，尤其是阳气潜伏，不能通达于外的时候，脉的搏动明显变迟。若为寒凝腹痛，则脉来迟而有力；如果是由于阳气不足而引起虚寒之证，则脉来迟而无力。

六腑的邪热病变，反映在脉搏上，多为数脉。诸如胃热上逆的呕吐、热伤神志的发狂等证，脉往往都见数象。若实热炽盛，则脉来数而有力。一般疮疡初起多为血分有热，但在溃脓以后，营血大伤，而余热未除，则脉来数而无力。

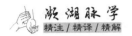

【原文】

滑脉主痰，或伤于食。下为蓄血^①，上为吐逆^②。

涩脉少血，或中寒湿。反胃^③结肠^④，自汗厥逆^⑤。

【提要】

此段讲滑、涩两脉所主各病。

【注释】

①蓄血：病证名，即蓄血证。指瘀血内蓄的病证。

②吐逆：指呕吐。其病机为胃气上逆，故称吐逆。

③反胃：又称"胃反""翻胃"。饮食入胃，在胃中停而不化，终至吐出的表现，包括食已则吐、暮食朝吐、朝食暮吐等。多因脾胃阳虚，命门火衰，不能腐熟水谷而致。

④结肠：也称"肠结"，指津伤便秘。

⑤厥逆：病证名。多指四肢逆冷，手冷过肘，足冷过膝，由阳气内衰，阴寒独盛所致。

【译文】

滑脉多为痰湿，或伤食，在下多为蓄血病，在上多为呕吐等病。涩脉主营血亏虚，或伤于寒湿。也可见于反胃病、结肠病及自汗、手足厥逆等病。

【解析】

滑脉有生理病理之分。妇女无病而见滑脉，可判断为妊娠；另正常人脉稍滑而缓和，是营卫调和、气血充盈的征象。

病理状态下，滑脉是邪气内盛的脉象，如痰饮停留、伤食气滞、瘀血蓄积、呕吐气滞等，都可见到滑利的脉象。一般痰饮多见浮滑，伤食多见沉滑，蓄血之滑脉多见于关部，吐逆之滑脉多见于寸部。

涩脉是精亏血少，来去艰难，极不流利的脉象。凡是寒湿、气滞、血瘀、津亏、血少等皆可见涩脉。

【原文】

弦脉主饮，病属胆肝。弦数多热，弦迟多寒。

浮弦支饮①，沉弦悬痛②。阳弦③头痛，阴弦④腹痛。

【提要】

此段讲各种弦脉所主各病。

【注释】

①支饮：病证名，四饮（痰饮、悬饮、溢饮、支饮）之一。指饮邪停留在胸膈胃脘部位，支撑胸膈，可见胸闷气喘不得平卧，甚则浮肿等症状。

②悬痛：指悬饮导致的胸胁胀闷疼痛。

③阳弦：阳指寸部脉，即寸部脉弦。

④阴弦：阴指尺部脉，即尺部脉弦。

【译文】

弦脉主水饮病，提示病位为肝胆。脉弦数多为热证，弦迟多为寒证。脉浮弦见于支饮，沉弦见于悬饮。脉弦出现在寸部者多为头痛；出现在尺部者多见于腹痛。

【解析】

弦是脉气紧张的表现。肝主筋，脉道的柔软、弦硬与筋之弛缓、强劲之性相同；肝主疏泄，调畅气机，以柔和为贵，若邪气滞肝，疏泄失常，气郁不利则见弦脉。脉弦而数，多为热盛；脉弦而迟，多为寒盛。在浮部见弦，多属支饮为病；在沉部见弦，多属悬饮所致胸胁痛。头痛因病在上，故寸脉多见弦，又称为"阳弦"；腹痛因病在下，故尺脉多见弦，又称为"阴弦"。这就是分辨弦脉的大概原则。弦脉亦见于老年健康者。而生理性弦脉在春季多见，其脉象与病理性弦脉相比较为柔和。

【原文】

紧脉主寒，又主诸痛。浮紧表寒，沉紧里痛。

【提要】

此段讲紧脉所主病。

【译文】

紧脉主寒证，也可见于各种疼痛。浮紧脉多见于风寒袭表，沉紧脉多见于体内诸痛。

【解析】

紧脉的出现，主要为寒邪盛和各种痛症的反映。

【原文】

长脉气平①，短脉气病②。细则气少，大则病进。

浮长风痫③，沉短宿食。血虚脉虚，气实脉实。

洪脉为热，其阴则虚。细脉为湿，其血则虚。

【提要】

此段讲长、短、细、洪、虚、实六脉的各自主病。

【注释】

①气平：气机平和调畅，即正常人的表现。

②气病：气机不畅。

③风痫：痫病的一种。多因风痰上扰所致，临床表现为突然昏倒、痉挛抽搐等。

【译文】

脉长多为气血充盛，身体健康的表现，脉短多为气机不畅之病，脉细多为气虚，脉大则为正虚邪进。脉浮而长多为风痫致病，脉沉而短多为饮食积滞，气机不畅。人体血虚则脉亦虚弱，人体正气旺盛则脉亦实大有力。

洪脉主热盛，热盛则伤阴，故阴液常显不足。细脉主湿证，湿邪困脾，气血化生乏源，常显血虚。

【解析】

长脉指脉动应指的范围超过寸、关、尺三部，脉体较长。长脉可见于正常人，《素问·脉要精微论》言："长则气治。"

治者，盛满、调平之意。正常人气血旺盛，精气盛满，脉气盈余，故搏击之势过于本位，可见到长而柔和之脉，为强壮之象征。老年人两尺脉长而滑实多长寿。长脉亦主阳证、实证、热证。多由邪气盛实，正气不衰，邪正搏击所致。脉长而洪数为阳毒内蕴；长而洪大为热盛、癫狂；长而搏结为阳明热伏；长而弦为肝气上逆，气滞化火或肝火挟痰。细长而不鼓者为虚寒败证。故任何脉象都要四诊合参，不可一概而论。

【原文】

缓大者风，缓细者湿。缓涩血少，缓滑内热。

濡小阴虚，弱小阳竭①。阳竭恶寒，阴虚发热。

阳微②恶寒，阴微③发热。男微虚损，女微泻血④。

阳动⑤汗出，阴动⑥发热。为痛与惊，崩⑦中失血。

虚寒相搏⑧，其名为革。男子失精，女子失血。

【提要】

此段讲缓、濡、弱、微、动、革六脉的各自主病。

【注释】

①竭：衰竭。

②阳微：寸部属阳，寸脉微，为阳虚，阳虚则寒。

③阴微：尺部属阴，尺脉微，为阴虚，阴虚则热。

④泻血：即崩漏下血之证。

⑤阳动：指寸部脉为动脉。

⑥阴动：指尺部脉为动脉。

⑦崩：病名，崩漏。妇女月经过多如崩，称"崩"；少量出血但缠

绵不止，称"漏"。

⑧虚寒相搏：因阳气虚损，又受寒邪侵袭所致。

【译文】

脉象和缓但脉形宽大者，多为伤于风邪；脉象和缓而脉形偏细者，多为伤于湿邪。脉缓而涩，多为血少；脉缓而滑，多为内热。

脉濡小，主阴虚；脉细弱，主阳气将竭。阳气衰竭者，多有恶寒的表现；阴虚者，多有发热表现。

寸部脉微，多恶寒；尺部脉微，多发热。男人脉微，为虚损证；女人脉微，为泄泻或失血之证。

寸部为动脉，多出现汗出；尺部为动脉，多出现发热。动脉还可见于疼痛、惊风、崩漏及失血等病症。

阳气虚损，又受寒邪侵袭可见革脉。革脉亦多见于男子的失精及女子的失血等病证。

【解析】

脉来和缓，本是有"胃气"的正常脉象，但若脉体异常，仍需根据临床辨证，仔细审查其病机及证候。如缓而偏大，则多见于风热病证；缓而偏细，则多见于寒湿病证。缓而兼涩，常为营血虚少的脉象；缓而兼滑，常为内热炽盛的脉象。同为细小脉，还需辨濡（即软）与弱，软而细小，是阴血虚损；弱而细小，为阳气衰竭等。

假使阳气郁结于血分得不到发泄时，就会出现种种"动"脉，若汗出不止，且"动"脉见于寸部，这称为"阳动"；若

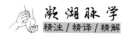

发热不止的，且"动"脉见于尺部，这称为"阴动"。若见疼痛、惊悸、血崩、便血等，两手关部脉多可见"动"脉。

【原文】

阳盛则促，肺痈阳毒①。阴盛则结，疝瘕②积郁③。
代则气衰，或泄脓血。伤寒心悸，女胎三月④。

【提要】

此段讲促、结、代三脉的主病。

【注释】

①阳毒：指外感暑湿疫毒之邪，阻滞气血，导致面赤发斑、紫斑、咽痛，甚至吐血等症。

②疝：病证名。又称疝气，指人体组织或器官一部分离开了原来的部位，通过人体间隙、缺损或薄弱部位进入另一部位的病证。

③郁：郁滞、郁结。多因情志不遂，肝失疏泄，以致气机郁滞不畅的病证。古有气郁、血郁、痰郁、火郁、湿郁、食郁，称为"六郁"。

④女胎三月：指女子妊娠三个月。

【译文】

阳气亢盛，如肺痈、阳毒等病，可见促脉。阴寒内盛，如疝气、瘕瘕、郁证等可出现结脉。代脉多为正气衰弱，如脓血久流不止等。代脉亦可见于伤寒病中出现心悸的时候，或孕妇怀孕三个月左右之时。

【解析】

促结代脉皆属于脉搏节律不齐有间歇的脉象，但其主病不同。其中凡阳热盛极而伤阴时，多见到促脉，如患肺痈、阳毒时常见促脉；凡阴邪盛极，或气血阻滞，便见结脉，如疝、瘕、积、郁等证；如果元气衰竭，气不相续，便会出现代脉，如见于久泄浓血、元气大伤之症；另外久病伤寒、阳虚心悸亦可见代脉；妊娠三月，剧吐之时，气机阻滞，脉气不通也可见代脉。

各种脉象主病，且都可出现在多种疾病之中。人体是一个有机的整体，脉象的变化受诸多因素的影响。同一疾病中，证候、体质不同，甚至时间、地域不同，都会出现不同的脉象，因此在诊察疾病的时候，不可只凭脉象判断，必须四诊合参，以脉象和症状结合来分析判断，才能诊断准确。对文中各脉的主病，须灵活理解，合理运用。

七、杂病脉象

【原文】

脉之主病，有宜①不宜。阴阳②顺逆③，凶吉④可推。

【提要】

此段提出了脉症阴阳顺逆的临证意义。

【注释】

①宜：合适、适宜。指病与脉相合为宜，不相合则为不宜。

②阴阳：指脉象与症状的阴阳属性；

③顺逆：指脉与症的阴阳属性相合为顺，不相合为逆。

④凶吉：病情重，预后差者为凶；病情轻，预后佳者为吉。

【译文】

各种脉象都有其相应的主病，某些病中出现某种相应的脉为适宜，若出现另一种脉象便为不适宜。即脉症一致主顺，为吉兆，如阳证见阳脉。脉症不一致主逆，为凶兆，如阳证见阴脉。由此可根据病症与脉象的对应关系，推测疾病的阴阳、顺逆、吉凶等变化。

【解析】

脉象是病变的反映之一，因此不同脉象，就会出现不同的病证。病有阴证、阳证之分，脉亦有阴脉和阳脉之别，阴证见阴脉，阳证见阳脉，这是相宜的，为顺。反之，阴证见阳脉、阳证见阴脉，这是不相宜的，为逆。这便是脉症顺逆的临床意义。

【原文】

中风①浮缓，急实则忌②。浮滑中痰③，沉迟中气④。尸厥⑤沉滑，卒⑥不知人。入脏身冷，入腑身温。

【提要】

此段提出了卒中的脉症。

【注释】

①中风：中医病名，中音 zhòng，亦称卒中。以突然昏仆，半身不遂，言謇或失语，口眼㖞斜，偏身麻木为主要表现。因其起病急，变化快，如风邪善行数变而名。

②忌：忌讳。指脉症不合。

③中痰：中医病名，又名湿中、痰中。类中风类型之一。多由湿盛生痰，痰生风热而致病。症见卒然眩晕，发麻，昏倒不省人事，舌本强直，喉中痰声，四肢不举等症。

④中气：中医病名，亦称气中。属类中风类型之一。多由情志郁结，或怒动肝气，气逆上行所致。症见突然仆倒，昏迷不省人事，牙关紧急，手足拘挛等，其状极似中风，但身凉不温，口内无痰声（或有痰涎不甚），与中风有别。

⑤尸厥：中医古病名，为厥证之一。指厥而其状如尸的病证，症见突然昏倒，不省人事，状如昏死，患者呼吸微弱，脉极微细，或毫不应指。

⑥卒：音 cù，同"猝"。忽然。

【译文】

中风病属于气血虚弱之病，脉宜浮缓，不宜脉数而坚实有力。脉浮滑为中痰，见于痰迷昏厥；沉迟为中气，见于气虚昏厥。

尸厥的脉象应沉而滑，发作时卒然昏厥，不知人事。邪气因侵袭部位不同而症状各异，邪气深入五脏者，则身体寒冷；

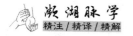

邪气在腑者，则身体温暖。

【解析】

卒中为中医病名，是指突然受到病邪伤害而暴发的疾病。后也作症状，即突然受到某种伤害后，可以出现欲"死"之症状。最常见的卒中病，有中风、中痰、中气和尸厥。其中中风、中痰二者，习惯称为"真中风"；中气、尸厥二者习惯称为"类中风"。无论真中、类中，都可见忽然昏倒，人事不省。但是"类中风"无口眼㖞斜、偏废不用、麻木不仁等"真中风"的症状。

中风病，多是由于气血先虚，风邪乘虚伤害人体而成。因此，中风而见脉浮缓，浮是风邪的表现，缓说明正气尚在，这是病与脉相宜的脉象。如果脉来坚实而急数，则为邪气太盛之征象，预后不佳。

【原文】

风伤于卫①，浮缓有汗。寒伤于营②，浮紧无汗。

暑伤于气，脉虚身热。湿伤于血，脉缓细涩。

伤寒热病，脉喜浮洪。沉微涩小，证反必凶③。

汗后脉静④，身凉⑤则安。汗后脉躁⑥，热甚必难。

阳病见阴⑦，病必危殆⑧。阴病见阳⑨，虽困无害。

【提要】

此段讲感受风、寒、暑、湿诸邪的脉症。

【注释】

①卫：卫表、卫气。由水谷精气所化生，行于脉外，具有捍卫躯体的功能。"

②营：营气。与卫气同出一源，皆水谷精气所化生。营行脉中，具有营养周身的作用。

③证反必凶：脉症不符，必定凶险。

④脉静：静，脉象和缓。是邪去正安，疾病好转的征象。

⑤身凉：即热退。指体温恢复正常。

⑥脉躁：躁，急、数之意。指脉率较快，指下有急数躁动之感。

⑦阴：阴脉。如虚、短、细、微、涩等属阴之类的脉。

⑧殆：危险之意。此处形容病情危重。

⑨阳：阳脉。如实、长、洪、滑、数等属阳之类的脉。

【译文】

风邪伤及卫分，则脉象浮缓，身有汗出。寒邪伤及营分，则脉象浮紧，腠理致密无汗。暑邪伤人，直入气分，脉见虚象，身体有热。湿邪伤及血分，脉缓而细涩。伤于寒邪，入里化热，脉当出现浮洪。若见沉微涩小之象，则疾病反见凶象。汗出之后，脉来平静，热退身凉，则病退痊愈。若汗出之后，脉来躁急，则热势加重，治疗较难。

【解析】

外感病有风、寒、暑、湿等不同的致病因素，导致其脉象和症状也各不同。外感风邪，初期多是卫气受伤，而见浮缓脉，风性开泄，故自汗；外感寒邪，初期多是营气受伤，而见浮紧脉，寒主收引，故无汗。虽同属表证，伤于风的见脉浮缓

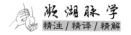

而有汗；伤于寒的见脉浮紧而无汗。暑性最易耗散正气，故身虽热，脉来却见虚。湿邪最易闭着于血分，影响到血液的运行，故脉来多细缓而滞涩。寒虽为阴邪，但入里化热之后，以脉来浮数为好，此为阳证阳脉，脉症相合。如果脉来沉、微、涩、小，是阳证见阴脉，是邪热有余、正气大伤的反映。这种脉症相反的病变，比较复杂，治疗过程中不一定顺利。对于外感病的治疗，经过出汗以后，脉来平静，热退身凉，这是表邪已解，正气恢复的表现；若汗已出，热不退而反加甚，脉不静而反躁急，说明病变还在发展，在治疗时较前者困难些。

【原文】

上不至关①，阴气已绝。下不至关，阳气已竭。

代脉止歇，脏绝倾危②。散脉无根，形损③难医。

【提要】

此段讲阴阳绝脉，为病情危重的表现。

【注释】

①至关：脉长到达关部。

②倾危：阴阳离决，脏气衰微的表现。

③形损：身体受到严重损害。

【译文】

诊脉时，寸口脉的搏动仅在尺部，而不能上至关部，为阴气已绝，阳气独旺。而脉动仅在寸部，而不能下至关部，为阳气已竭，阴气独盛。

　　病中出现代脉的歇止表现，为脏气衰微，阴阳离决之象。散脉是无根脉，当身体衰弱之人出现散脉，则病情危重。

【解析】

　　《素问·生气通天论》曰："阴平阳秘，精神乃治；阴阳离决，精气乃绝。"阴与阳是互相联系，互根互用。阴阳的正常关系被破坏，人体便产生病变。从脉与症的关系来说，也很明显。假使仅有尺脉的搏动，上不到关脉的，说明阴精已经衰绝于下，无力上升。或者仅有寸脉的搏动，下不到关脉的，说明阳气已经衰竭于上，无力下降。这两者都属于"阴阳离决"之象。假使脉沉伏又有歇止，这说明脏腑真气都已衰绝，整个身体就有崩溃的危险性。或者脉来浮散，重按则无，毫无根蒂，这是阳气已经接近衰绝，身体已经受到严重损害，医治起来就很困难了。

【原文】

　　饮食内伤，气口①急②滑。劳倦内伤，脾脉大弱。

　　欲知是气，下手脉沉。沉极则伏，涩弱久深。

　　火郁多沉，滑痰紧食。气涩血芤，数火细湿。

　　滑主多痰，弦主留饮③。热则滑数，寒则弦紧。

　　浮滑兼风，沉滑兼气。食伤短疾，湿留濡细。

【提要】

　　此段讲饮食劳倦内伤诸疾的脉象。

【注释】

①气口：指寸口脉。

②急：紧。

③留饮：病证名，痰饮之一。饮邪久留不散的病证。因水饮潴留部位不同，出现相应的症状。

【译文】

若饮食不节，肠胃损伤，其脉象在寸口部有数而滑的表现。若长期或过度劳倦，脾气大伤，则右关部脾脉虚大或细弱。

要想测知病位是否在气分，先观察下手之时脉象表现是否为沉脉。沉脉进一步发展，脉位继续变深，便是伏脉。若兼有涩弱，可知患病日久，病势深重了。

若内火郁滞不能宣散外达，脉位多沉。脉滑主痰邪为患，脉紧主饮食损伤。涩脉主气虚或气滞等，芤脉主急性失血。脉数主火热甚，脉细兼湿邪。

滑脉多见于痰湿内盛，弦脉多见于水饮内停。热则血行，故脉象滑数；寒性凝滞收引，感寒则经脉挛缩，脉象弦紧。

脉象浮滑，为兼感风邪；脉象沉滑多兼有气滞。饮食所伤，则脉来短而疾；湿浊内停，则脉象软而细。

【解析】

本段主要论述了饮食劳倦所致内伤病的形成机制。最常见的内伤病，主要可分为饮食和劳倦两种。饮食内伤主要包括饮食不节、饮食不洁和饮食偏嗜。多会导致脾胃损伤，或致气血生化乏源之虚证，或痰湿阻滞之虚实夹杂之证。劳逸失度有过劳和过逸之分。过劳可导致正气虚衰，心脾两虚或者房劳伤肾；过度安逸又可致气血运行迟缓，脾胃气滞的病证。另外凡情志变化、起居失调等损耗正气，以致出现乏力少气、懒于言语、表热自汗、心烦不安等症者，都可责之为劳倦。饮食劳倦内伤之证在病位上须分辨在气、在血，在病性上须辨痰、火、寒、湿等。此处总结之脉象有利于临床病理脉象的灵活分析，但所提脉象的临床意义多为一般规律，具体病证还需结合其他诊法具体分析。

【原文】

疟①脉自弦，弦数者热。弦迟者寒，代散者折②。

泄泻下痢，沉小滑弱。实大浮洪，发热则恶③。

呕吐反胃，浮滑者昌④。弦数紧涩，结肠⑤者亡。

霍乱之候，脉代勿讶⑥。厥逆⑦迟微，是则可怕。

【提要】

此段讲疟疾、泄痢、呕吐、霍乱等病之脉象。

【注释】

①疟：病名，即疟疾。为疟邪侵入人体，潜伏于半表半里的膜原部位，入与阴争则寒，出与阳争则热，故以寒热往来，休作有时为主要临床表现的疾病。

②折：折寿，此处指正气大亏。

③恶：指疾病加重，预后不良。

④昌：此处指病情减轻，预后良好。

⑤结肠：即肠结，大便秘结之意。

⑥讶：诧异，惊奇之意。

⑦厥逆：病证名，指四肢厥冷。

【译文】

疟疾病在半表半里，属少阳经脉，脉象多弦急。弦兼数为有热，弦兼迟为有寒。疟疾中若出现代脉或散脉，多为正气衰败，病情严重。

泄泻下痢的患者，脉象多见沉小滑弱。若脉象见实大浮洪，并兼有发热症状，则病情加重。

出现呕吐反胃病证的患者，出现浮滑脉的，说明正气未衰，预后较好。若出现弦数紧涩的脉象，则说明经脉拘急，病情严重；若兼有腹痛大便不通，为胃气不降所引起，病情凶险。

霍乱病出现代脉，不必惊讶。若发展到四肢寒凉，脉象迟微，最是可怕，这是阳气衰亡的表现。

【解析】

本段简述了疟疾、泄痢、呕吐、霍乱等病证的脉象特征，并结合其他症状从病情的顺逆方面进行了阐明。

疟疾患者，多出现弦脉。但因疟疾为邪伏膜原所致寒热不和的病变；在辨认弦脉的时候，首先要分辨它是弦数还是弦迟。弦而数为热邪盛，弦而迟为寒邪盛，这是疟疾的辨证要领。疟疾本来多为邪实症，所以出现弦迟、弦数一类的实脉，都是脉症相合的。如果突然出现了代脉变成散脉，这是极虚的脉象，说明邪气还没有消除而正气已大衰了，是病情危重的象征。

泄泻和痢疾，都是胃肠功能虚损，传化失常，而后又感风、湿、寒、热而致。若脉来沉小或滑弱，就是胃肠虚损的反映；如果脉来实大或浮数，甚至发热不退，说明病情发展迅速，正衰邪盛，危及生命。

呕吐或反胃，都是胃气上逆的表现。如脉来浮滑，证明精气还没有大伤，故预后良好。如脉来弦、数、紧、涩，甚至还肠结便秘，是气已大虚，津亦枯竭，而热邪犹未消退，预后较差。

霍乱，多为传染秽毒而成，表现为上吐下泻，急剧发作，以脉来洪大，手足温和为佳。即出现歇止的代脉，是脾胃功能紊乱，清浊不分，干扰脉气，脉气不相继续所致，不能因此惊讶而疑为死候。如见四肢厥冷，脉来迟弱，是阳气衰竭，寒邪太盛，说明病情危重。

【原文】

咳嗽多浮，聚肺关胃①。沉紧小危，浮濡易治。
喘急息肩②，浮滑者顺。沉涩肢寒，散脉逆证。

【提要】

此段讲咳嗽和喘息的脉象。

【注释】

①聚肺关胃：指咳嗽发病多与肺胃有关。

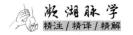

②喘急息肩：又称张口抬肩。指喘息急迫，呼吸困难，需抬举两肩来帮助呼吸。

【译文】

咳嗽多属外感病，故脉浮。病邪聚集于肺部，但也与胃有一定关系。咳嗽病若见到沉紧的脉象，病情相对比较危险；若见浮濡脉，则病情轻而易于治疗。

喘息急促，甚至张口抬肩，若脉象浮滑，多为病情较轻，预后良好。若脉象沉涩而兼见四肢寒冷，或现散脉者，说明正气大伤，病逆难治，预后不良。

【解析】

咳嗽是由于肺气不清，失于宣肃，上逆作声而引起以咳嗽为其主要证候特征的疾病。《素问·咳论》云："此皆聚于胃，关于肺。"并指出："皮毛者，肺之合也，皮毛先受邪气，邪气以从其合也。其寒饮食入胃，从肺脉上至于肺，则肺寒，肺寒则外内合邪，因而客之，则为肺咳。"将咳的病因病机主要概括为外有风寒所伤和内有寒饮停聚两个方面。因此浮脉是肺病常见的脉象。若咳嗽脉来沉小，是肺胃之气大伤；更兼紧象，说明肺中的邪气犹重，正虚邪实，预后不良。若脉来浮软，肺气虽然虚弱，但邪气并不严重，预后良好。

喘息是由于外感或内伤导致肺失宣降，肺气上逆或气无所主，肾失摄纳，以致呼吸困难，甚则张口抬肩，鼻翼煽动，不能平卧等为主要临床特征的一种病证。若脉来浮滑，说明只是风痰滞于肺，肺气不能下降之故。若脉来沉涩而散，是肺气虚弱已极的表现。阳气大虚，四肢失去温养，则属逆症。

【原文】

病热有火，洪数可医。沉微无火，无根①者危。

骨蒸②发热，脉数而虚。热而涩小，必殒③其躯。

劳极④诸虚，浮软微弱。土败⑤双弦，火炎急数。

【提要】

此段讲火热、骨蒸、劳极三病之脉象。

【注释】

①无根：根，指脉的根基。肾为先天之本，是人体脏腑组织功能活动的原动力，肾气足，反映于脉象必有根。沉以候肾，尺以候肾，尺脉沉取应指有力，为有根；尺部脉沉取无力，重按即绝，为无根。

②骨蒸：指病人自觉热从骨髓中蒸发而出的疾病，多见于阴虚之证。

③殒：音 yǔn，死亡。

④劳极：指五劳六极。五劳指五种虚劳病。如《诸病源候论·虚劳候》云："即肺劳、肝劳、心劳、脾劳、肾劳。"《素问·宣明五气篇》云："五劳所伤，久视伤血，久卧伤气，久坐伤肉，久立伤骨，久行伤筋。"也指情志劳伤，如《诸病源候论·虚劳候》："五劳者，一曰志劳，二曰思劳，三曰心劳，四曰忧劳，五曰瘦劳。"六极指气极、血极、筋极、骨极、肌极、精极，为诸虚百损之证。

⑤土败：脾脏在五行属土，土败即指脾气衰败。

【译文】

各种热病若出现洪数之脉象，是脉证相应，易于治愈。热

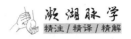

病反出现沉微之脉象，则表明体内无实火；若见无根之脉象，则表明元气衰亡，病情危重。

骨蒸发热多属于阴虚证，脉象多数而无力；若热势加重而脉象涩小，可见阴精亏损已极，有生命垂危之兆。

五劳六极各种虚损的病证，脉象多见浮软微弱。若两手脉象均见弦脉，则为肝木旺而脾土弱之证；若见急数之脉，则为阴虚已极，虚热内扰之证。

【解析】

此段通过对火热、骨蒸、劳极三者不同的脉症进行分析，说明脉症相应多为顺证，脉症不符多为逆证。凡属火热的病变，邪热鼓动，血行加速，脉来洪数为实热内盛，热证热脉，便于治疗。如热病而见脉来沉微，当是虚热或假热，而不是实火。如果脉来散漫无根，更应当考虑到是否为虚阳外脱，那就危险了。骨蒸发热，多属于肾阴虚损、阴虚阳亢，虚热内生，血行加速阳气亢奋，所以脉见虚（阴亏的表现）数（阳亢的表现）。若发热而脉来涩小，说明阴精枯竭，可进一步发展至"阴阳离决，精气乃绝"的地步，就有生命危险了。无论"五劳"和"六极"或诸种虚证，都是由于阴精阳气虚损的病变，多见浮软、微软等虚脉，这是很好理解的。若劳极病而见双手关脉都弦，习惯称为"双弦"，且脾胃机能又极其衰败的，这是肝阳亢盛损伤脾胃的结果。若劳极病而见脉来急数，这是阴虚至极，阳亢成火的必然表现。

【原文】

诸病失血，脉必见芤。缓小可喜，数大可忧。

瘀血内蓄，却宜牢大。沉小涩微，反成其害。

【提要】

此段讲失血、瘀血之脉象。

【译文】

各种急性大量失血的病证，必然会出现芤脉。在失血过程中，若脉来缓小，脉症相应，为顺证。若出现数大脉，则病情加重，多为气随血脱，病情令人担忧。

各种瘀血积蓄于体内的病证，多见牢大的脉象，表明正气尚旺。若脉象沉小涩微，为气血俱衰，危害更大。

【解析】

芤脉为浮大而软，按之中央空，两边实，即宽大而中间有空虚感的脉象。是脉管内血量减少，充盈度不足，紧张度低下的一种状态。多因血崩、呕血、外伤性大出血等突然出血过多引起，血量骤然减少，无以充脉，或因剧烈吐泻津液大伤，血液不得充养，阴血不能维系阳气，阳气浮散所致。故在失血证中见芤脉，是脉症相应。若失血证中反见脉来数大，说明邪热病变还在发展，还有出血的可能，应严加注意。

牢脉为脉来实大弦长，浮取、中取不应，沉取始得，坚牢不移，多因阴寒内实，疝气癥瘕所致。如果有瘀血停蓄在内，

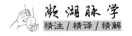

脉来牢大，实证实脉，脉症相应，仍属相宜；假使脉见沉、小、涩、微各种虚脉，那就是邪气既实阳气大虚，实证虚脉，攻补两难，病不易治。

【原文】

遗精白浊①，微涩而弱。火盛阴虚，芤濡洪数。

三消②之脉，浮大者生。细小微涩，形脱③可惊。

小便淋閟④，鼻头色黄。涩小无血，数大何妨。

大便燥结，须分气血。阳数而实，阴迟而涩。

【提要】

此段讲遗精、白浊、消渴、淋证、便秘之脉象。

【注释】

①白浊：病证名。指小便浑浊不清，色白如泔浆，或初尿不浑，留置稍长，沉淀呈积粉样的表现。多因膀胱湿热所致。

②三消：指消渴病中的上消、中消、下消三种。

③形脱：指形体消瘦。

④淋閟：閟，音bì，同"闭"，也称"淋秘"，同现之"癃闭"。淋閟，病名。淋，指小便涩痛，淋沥不爽。閟，指闭塞不通。

【译文】

遗精病和白浊病，脉多微涩而无力。若火盛伤阴，则会出现芤、濡、洪、数等不同的脉象。

三消病证脉象多浮大，脉症相应，容易治疗。若脉象细小或微涩，并且身体消瘦，说明病情严重。

小便涩痛或小便不通的病证，同时鼻头色黄的，若兼有脉象涩小的，为精血大伤；兼有脉象数大的，为湿热，脉症相应，危害不大。

大便燥结不通，辨证时必须分清病在气分，还是血分。病在气分的，属阳证，为高热伤津，脉实有力；病在血分的，属阴证，为阴血亏虚，脉迟而涩。

【解析】

本段简述了遗精、白浊、消渴、淋证、便秘等病证的脉象特征，提出从脉象区分寒热虚实证候，并对疾病的诊断预后进行了阐释。如遗精、白浊多由肾元亏损，或阴虚相火妄动所致，多为虚证，故多出现微涩而弱的虚脉。但遗精见阴虚火旺，或白浊见于湿热下注时，也可见到洪而芤或数而软的脉象。洪与数是由于火旺的原因，芤与软则为精液虚竭的表现。

消渴病是以多饮、多尿、多食及消瘦、疲乏、尿甜为主要特征的病证，也称"三消"，其中渴而多饮为上消，饥而多食为中消，饮而多尿为下消。此病基本病机为阴虚为本，燥热为标，所以脉来浮大，甚至数大，脉症相符的，故主生。如果出现了细、小、微、涩等虚脉，同时肌肉消瘦已经到了"脱形"的程度，说明精气耗散已经极为严重，故病重。

鼻头，亦称"准头"，根据《灵枢·五色》记载，鼻头属脾。黄色主脾虚，主湿盛。脾主运化水液，脾虚失于运化，湿浊内生又阻碍气机，均可导致淋和闷，所以脉来数大，是脉症相应，病属易治。相反脉来涩小，这是精血大伤，不能化津化气的重症。

【原文】

癫乃重阴①，狂乃重阳②。浮洪吉兆，沉急凶殃。

痫③脉宜虚，实急者恶。浮阳沉阴，滑痰数热。

【提要】

此段讲癫、狂、痫三病之脉象。

【注释】

①癫乃重阴：癫，病名，神乱的一种。表现为精神抑郁，表情淡漠，喃喃自语，甚则僵仆直视。重（chóng）阴：两种属于阴的性质重合于同一个事物上。在脉象上，尺部属阴，尺部出现沉涩而短之脉为重阴。

②狂乃重阳：狂，病名，神乱的一种，为精神躁狂失常的病证。表现为狂躁易怒，喧扰不宁，打人毁物，不避亲疏，歌笑不休，衣被不敛，力逾常人，逾垣上屋等，属实证。重阳：两种属于阳的性质重合于同一个事物上。在脉象上，寸部属阳，寸部脉出现阳脉者为重阳。

③痫：病名。亦称癫痫，俗称"羊痫风"。发病时，病人会突然昏倒，四肢抽搐，口吐白沫，声似羊鸣，故得名。多因风痰随气上逆而扰乱心神所致。

【译文】

癫证多由阴气太盛所致；狂症多由阳气太盛所致。脉象浮洪是脉症相应，预后较好；脉象沉急是脉症不符，预后不良。

痫证证候属虚，脉象宜虚。如果脉象坚实弦急，为病势加重，不易治愈。脉浮为阳证，脉沉为阴证，脉滑为痰多，脉数为热盛。

【解析】

癫、狂、痫是三种不同的神志异常疾病。其中癫的表现属抑郁性，多由痰浊阴邪太盛所致；狂属于亢奋性，多由火热阳邪太重，煎熬成痰，蒙蔽心窍，以致神志失常；这两种病都是由于有实邪的存在，如脉来浮洪，则为实症实脉，病变单纯，易于治疗，故为吉兆；假使脉来沉急，说明病变已经深入，不易治疗，故为凶殃。痫主要为阵发性意识障碍，是心神虚弱，又为风痰所扰的病变。如见虚脉，仅为心气不足，风痰邪气并不太重，故为相宜；假使脉来实而急数，便说明风痰重，邪气盛，预后差。

【原文】

喉痹^①之脉，数热迟寒。缠喉^②走马^③，微伏则难。
诸风眩晕，有火有痰。左涩死血^④，右大虚看。
头痛多弦，浮风紧寒。热洪湿细，缓滑厥痰^⑤。
气虚弦软，血虚微涩。肾厥^⑥弦坚，真痛^⑦短涩。

【提要】

此段讲喉痹、眩晕、头痛三病之脉象。

【注释】

①喉痹：病名。痹，闭塞不通之意。以咽部红肿疼痛，或干燥、异物感，或咽痒不适、吞咽不利等为主要表现的疾病。

②缠喉：病名。又称"缠喉风"。属于喉风范畴。多因感受风热，肺胃素有积热，致风火相煽，蕴结而成。症见咽喉红肿疼痛，或肿痛连

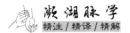

及胸前，项强而喉颈如蛇缠绕之状的病证。

③走马：病名。又称"走马喉风"。"走"即跑，逃跑之意。"走马"言其病势迅速之至。症见头痛身疼，面赤唇红，颈项肿痛，牙关紧闭，痰声如拽锯，声音嘶哑，饮食汤药阻隔不下。

④死血：即瘀血。

⑤厥痰：即痰厥，厥证之一。因痰盛气闭而引起的四肢厥冷，甚至昏厥的病证。

⑥肾厥：病名。指肾厥头痛。由肾气上逆所致，以头顶痛不可忍，四肢厥冷为主症。《普济本事方》卷二："治肾气不足，气逆上行，头痛不可忍，谓之肾厥。其脉举之则弦，按之石坚。"

⑦真痛：此处指"真头痛"，指头部出现的剧烈疼痛。出自《灵枢·厥病》："真头痛，头痛甚，脑尽痛，手足寒至节，死不治。"

【译文】

喉痹的脉象有数有迟，数为热证，迟为寒证。缠喉风、走马喉风均是喉痹重证，若脉微或沉伏，必难治疗。

各种风病的头目眩晕，其病因有火有痰。左手脉涩，多为瘀血；右手脉大，多为虚证。

头痛多为弦脉，脉浮者多为外感风邪，脉紧者多为外感寒邪。属热者则脉洪，有湿者则脉细，脉象缓而滑者，多为气虚挟痰。气虚者多弦而无力；血虚则脉微而涩。肾气厥逆，脉象弦而坚实；头痛剧烈者，脉多短涩。

【解析】

喉痹，即喉中闭塞不通。主要症状为咽喉肿痛，面赤腮肿，甚至漫肿及颈项，汤水难咽。多由阴火内盛，又感邪气所致。其中喉连项肿大，项部及喉内部红肿，喉部发紧、发麻、发痒，痰鸣气壅，手指发青，手心壮热，发热恶寒，甚至手足厥冷等为缠喉风，多为情志先伤，再感风热邪毒而成；若发病迅速者称为"走马喉痹"，多由肝脾火郁所致。此二者皆为风火痰热上涌所致，脉宜浮洪或浮滑；脉若出现微伏，说明精气枯竭，毒势蔓延，故属难治。

眩晕，即头目昏眩或晕厥，多因精气虚损或痰火上攻所致。若属痰的脉来滑实，属火的则脉来洪数。若左手脉涩，多为瘀血；右手脉来虚大的，多属于气虚。

大凡疼痛，经脉往往变得很紧急，故头痛病多见弦脉。若头痛有抽掣感，恶风出汗头痛者，多脉来见浮，多属外感风邪；若头痛发紧，恶寒无汗，多见紧脉，多属外感寒邪；若头痛兼双耳及额部胀痛，且恶热，多见洪脉，属热病；若头部感觉沉重，遇阴雨更甚，多见细脉，多属湿病；若头部空痛，汗出恶热，脉多缓弱，多为暑病；若头昏重而心烦欲吐，兼滑脉，多为痰病；若头痛绵绵，遇劳加重，脉来弦软，多为气虚；若头痛连项，常发生惊悸，脉来微涩，多为血虚；若头顶痛不可忍，四肢厥冷，且脉来弦坚，多为肾气厥逆；若头痛剧烈难忍，脉来短涩，多为真头痛。临床当脉症相参，详细辨证。

【原文】

心腹之痛①，其类有九。细迟从吉，浮大延久。

疝气弦急，积聚在里。牢急者生，弱急者死。

腰痛之脉，多沉而弦。兼浮者风，兼紧者寒。

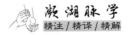
弦滑痰饮，濡细肾着②。大乃肾虚，沉实闪朒③。

【提要】

此段讲心腹痛、疝痛、腰痛之脉象。

【注释】

①心腹之痛：心，指胃之上脘部，即胃脘痛。心腹之痛，清代高学山曰："心痛者，谓当心而痛，非心脏之中自痛也。"

②肾着：古病名，见《金匮要略•五脏风寒积聚病脉证并治》。多由肾虚寒湿内着所致。症见腰部冷痛重着，转侧不利，虽静卧也不减，遇阴雨则加重。

③朒：音 nà，肥软之意。此处指腰部肌肉迟纵，不能俯仰及动摇转侧。

【译文】

心腹部疼痛，共有九种。脉细迟的预后较好，脉浮大的病情难愈。

疝气病，脉多弦急，为体内积聚所致。脉象牢急者，易于治愈；脉细弱而数者，则为难医。

腰痛的脉象，多见沉弦。若为浮弦的，则为风邪为患；兼紧脉，为感受寒邪，沉紧为内寒，浮紧为外寒。脉象弦滑者，多兼有痰饮；脉象濡细者，多为寒湿所致的肾着；脉大无力者，为肾虚；脉沉实者，为腰部闪挫外伤。

【解析】

中医学中的心（腹）痛，常指胃脘痛而言。心，作"中"字解，胃脘在人体中央，所以胃脘痛叫作心腹痛。《张氏医通·诸痛门》认为九种心腹痛分别为：一为饮痛：痛而腹鸣，胀满食减，足跗水肿；二为食痛：痛而痞闷，吐逆吞酸，嗳气酸腐；三为冷痛：痛而腹冷，刺痛，四肢清冷；四为热痛：痛而胸热欲呕，心烦而渴，大便秘结；五为气痛：痛而胀满，游走不定，时作时止；六为血痛：痛而腹中有积块，牵引两胁部；七为虫痛：痛时腹中呈索状物，痛止即散，甚至吐出蛔虫，或大便中有虫；八为悸痛：痛而脐上悸动，劳动即发，头面发赤而下重；九为疰痛：痛而神昏卒倒，昏愦妄言，甚至口噤。以上之九种心腹痛，如脉来细迟，说明正虚但邪不盛，可望速愈；如脉来浮大，说明正虚，邪气亦深重，迁延难愈。

疝气病多因寒湿郁滞，阻塞经脉血络，故其脉多弦而紧急有力。如脉见牢急，说明阴寒实邪太盛，用温经散寒之法便可治愈。如脉来弱中带急，说明阳气既已大虚，寒湿阴邪又盛，病属难治。

腰痛的成因，多由肾元阴元阳不足，又感风、寒、湿、痰之邪，阻滞经络所致。腰痛多因内伤不足，故脉来多沉；因于疼痛，故脉弦。若腰痛而左右两侧牵连，脚膝部发生拘急，则脉浮，属于风邪；若腰痛而足冷背强拘急，则脉紧，属于寒邪；若腰痛而痰多，皮肤苍黄者，则脉弦滑，属于痰饮；若腰痛而发沉，下肢浮肿者，则脉软细，为肾着；若腰痛隐隐，乏力酸软，则脉虚大，属肾虚；若痛而不能俯仰转侧，脉见沉实，多属闪挫外伤。

【原文】

脚气^①有四，迟寒数热。浮滑者风，濡细者湿。

痿病^②肺虚，脉多微缓。或涩或紧，或细或濡。

风寒湿气，合而为痹^③。浮涩而紧，三脉^④乃备。

五疸^⑤实热，脉必洪数。涩微属虚，切忌发渴。

【提要】

此段讲脚气、痿病、痹病、黄疸之脉象。

【注释】

①脚气：病名，古名缓风，又称脚弱。症见腿脚麻木、酸痛，软弱无力，进而入腹攻心，小腹不仁，呕吐不食，心悸胸闷，神志恍惚。因症先起于腿脚，故名。因外感湿气风毒，或饮食厚味所伤，积湿生热，流注于脚而成。

②痿病：病名。以四肢筋脉弛缓，软弱无力，日久不用，渐至肌肉萎缩，不能随意运动为主要表现的疾病。多因肺胃津伤，肝肾亏损，湿热浸淫所致。

③痹：病名。多由正气不足，又感受风、寒、湿三种邪气，而引起肢体关节疼痛、肿大、麻木等症状的一类疾病。

④三脉：指上文所提之"浮、涩、紧"三脉。

⑤五疸：病名。疸，黄疸。以面目一身俱黄为主症。《金匮要略·黄疸病脉证并治》将黄疸按临床表现不同，分为五种，即黄疸、谷疸、酒疸、女劳疸、黑疸，后世称为五疸。

【译文】

脚气病分为四种。脉迟为寒证；脉数为热证；脉浮滑为风邪；脉濡细为湿阻。

痿病多因肺虚所引起，脉象多见微缓，或兼涩、紧、细、濡等脉。

风、寒、湿三种邪气同时侵袭人体，留滞肢体关节，以致气血运行不畅而引起痹证，其脉象多为浮、涩、紧三种并见。

疸病有五种，多属实热，脉象必为洪数脉。若脉象涩微者，为虚寒；若出现口渴，则病重难治。

【解析】

诊脉时应多分析脉症出现的机制，从而分清证候，明辨预后。如脚气病，为寒湿或湿热等侵袭足胫而成。故可根据病机分析：寒湿邪盛则脉来见迟；热湿邪盛则脉来见数；风湿邪盛则脉来浮滑；湿邪盛则脉来软细。如痿病，因肺胃燥热，精气两伤，故脉来多微弱而迟缓。痹病发病气血亏损在先，风、寒、湿三种病邪壅塞经络在后，故其脉象以浮、涩、紧三种最为常见。因涩是气血不足的表现，浮紧是风、寒、湿邪痹着于经脉的表现。疸病，多因于湿热蕴积，胆汁与胃中的湿浊合并，熏蒸郁遏，不能发越所致。这种湿热，属于实邪，所以便常出现洪数的实脉。如脉来涩微，是精气两虚的表现；如见发渴不止，是热邪盛而精液枯竭，邪盛正衰，病变恶化之象。

《金匮要略·黄疸病脉证并治》把疸病分五类。一为黄疸：皮肤呈鲜明的黄色，两眼和小便都发黄，发热，这是属于热盛的病变。二为酒疸：身黄而心烦欲吐，腹胀满，小便不利，为酒湿毒气郁蒸而成。三为谷疸：身黄而腹满不欲食，食

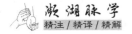

即头眩，小便不利，由饮食停滞，胃中浊气郁积而成。四为女劳疸：身黄，头额部现黑色，大便亦黑色，手足心灼热，到晚上发热更显著，因房事过度，内有瘀血蓄积而成。五为黑疸：身黄目青，头面部全呈黑色，大便黑，心中烦热，肌肉麻痹，多由酒疸或女劳疸误治而来。以上之五疸，病机主症不同，因此脉象也应各有所异，临床当详辨。

【原文】

脉得诸沉，责其有水。浮气与风，沉石或里。

沉数为阳，沉迟为阴。浮大出厄^①，虚小可惊。

胀满脉弦，土制于木。湿热数洪，阴寒迟弱。

浮为虚满，紧则中实。浮大可治，虚小危极。

【提要】

此段讲水肿、胀满之脉象。

【注释】

①厄：音è，困苦、灾难。

【译文】

水肿病脉象多沉。若脉象浮者，多为风邪外袭引起的风水相搏；若脉象沉者，多因水湿在里。脉沉数者，为阳水；脉沉迟者，为阴水；脉浮大者，是病势好转，脱离危险；脉虚小者，是正气亏虚，难以治愈，为病重表现。

病胀满，脉象多弦，是肝木乘脾土之故；脉象数洪者，属湿热蕴结；脉象迟弱者，属阴寒内盛；脉象浮者，为虚满；脉象紧者，为腹中有实滞。总之，胀满病脉象浮大者，病轻可治；脉象虚小者，病危难治。

【解析】

水肿多因肺、脾、肾三脏功能虚损或失调，或水湿阴邪太盛，不能正常流行，以致水溢肌肤的病证，所以多出现阴邪盛的沉脉。下文中提到的气水、风水、石水、里水等都属于古代水肿中"十水"的范畴。"十水"的具体内容，在《中藏经·论水肿脉证生死》《诸病源候论·水肿病诸候》《三因极一病证方论》中都有记载，但内容不尽相同。若水肿而脉见浮，多属"气水"或"风水"，其中气水肿表现为皮厚色苍，自上而下，一身都肿；风水肿表现为面目肿大，骨节疼痛，身发沉，恶风出汗。若水肿见脉沉则多见于"石水"和"里水"，其中石水肿表现为脐以下少腹肿硬如石，扣之有声；里水肿表现为面目和周身肿，发黄，小便不利。总体来讲，脉沉而数多见于阳水，症见身肿烦渴，小便赤涩，大便秘结；脉沉而迟多见于阴水，症见遍身浮肿，大便稀溏，小便短少。一般说来，水肿病以脉来浮大较佳，因实证实脉，邪实正未衰，容易治疗；如脉来虚小，是实证见虚脉，邪盛正衰，预后不佳。

胀满病，多因肝气郁滞，影响脾胃功能，不能运化水谷精微，以致湿浊邪气积聚而成，多数是"肝强脾弱"的病变，所以脉弦。由于邪气不同，故临床症状不同，因此脉象各异。如湿热内蕴，浊气滞留胸腹而发胀满者，脉来多数洪；若阳气大虚，阴寒邪气积而不散而发胀满者，脉来迟弱；若胀满兼见小

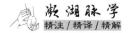

便淡黄，大便溏薄，色泽枯槁，神倦懒言者，多为虚胀，多脉来浮细；胀满见小便大便秘结，气逆喘促者为实胀，多见紧脉。

【原文】

五脏为积①，六腑为聚②。实强者生，沉细者死。中恶③腹胀，紧细者生。脉若浮大，邪气已深。

【提要】

此段讲积聚、中恶之脉象。

【注释】

①积：指腹内有形结块，固定不移，痛有定处，病在血分，是为脏病。
②聚：腹内无形包块，聚散无常，痛无定处，病在气分，是为腑病。
③中恶：古病名，又称客忤、卒忤。详见《肘后备急方》，原本指中邪恶鬼祟致病。本文是指感受秽毒或不正之气，突然厥逆，不省人事。

【译文】

积病在五脏，聚病在六腑。脉象实强者，病轻易治；脉象沉细者，病重难治。

中恶出现腹胀，脉象紧细者，正气未败，病轻尚有生机。若脉象浮大者，是正气衰败，邪气深重。

【解析】

积聚指腹内结块、伴有胀痛为主要特征的病证，又称癖块、痃癖、痞块。一般积为脏病，属血分，病程长，病情重，且腹块有形，痛有定处。聚为腑病，属气分，病程短，病情轻，腹中结块无形，时聚时散，痛无定处。其多由情志不舒，饮食不节，起居失宜，导致肝气郁结，气滞血瘀，或脾失健运，食滞痰阻而引起。因此，积聚而脉来实强者，是正气还没有完全衰败，病变较轻；积聚而脉来沉细，说明正气虚损已极，这种病变，就较为急剧了。中恶而见腹胀，脉来紧细，说明正气虽衰，邪气不盛，容易恢复。若脉来浮大，是邪气已经深入的表现，病情比较严重了。

【原文】

痈①疽②浮散，恶寒发热。若有痛处，痈疽所发。
脉数发热，而痛者阳。不数不热，不疼阴疮③。
未溃痈疽，不怕洪大。已溃痈疽，洪大可怕。

【提要】

此段讲痈疽病之脉象。

【注释】

①痈：病名，指发生于体表皮肉之间的急性化脓性疾病。症见红肿高起，根盘紧束，灼热疼痛。多因湿热火毒内蕴，气血瘀滞，热盛肉腐而成。

②疽：病名，属外科疮疡，为有头疽和无头疽的统称。症见漫肿无头，肤色不变，不热少痛。多由气血虚而寒痰凝滞，或五脏风毒积热，攻注于肌肉所致。

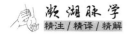

③阴疽：阴证之疮疡，并非妇人之"阴疮"或"阴蚀"。

【译文】

痈疽多见浮、散脉，并兼有恶寒发热的症状，若局部有明显的疼痛，这就是痈疽所发生的部位。

痈疽脉数而有发热、疼痛者为阳证；脉不数，不发热，无疼痛者，为阴证之疮疡。

没有破溃的痈疽，脉象洪大的，为脉症相合，病情不重。痈疽破溃之后，脓血已出，脉仍洪大者，多为邪气未尽、正气耗损，病情较重。

【解析】

痈疽为常见的皮肤疮疡。其中痈为胃中热毒蕴结，血液壅塞腐败而成，往往表现为发病局部高肿、色红、热烫、疼痛，皮肤很薄润，易化脓，易收敛，属阳证；疽为疮毒蕴结在脏，渐次侵及肌肉、筋骨等组织，虽然也可腐化为热，但热不盛，故发疽局部皮厚而坚，无红、肿、热、痛，或红、肿、热、痛均不甚，属阴证。在临床上，一般又把较大的疮疡统称痈疽。痈疽初期，正虚感受外邪，故脉来多浮散，且伴有恶寒发热。若此时局部有刺痛，很可能就是痈疽发生的地方。痈疽发展过程中，若发热肿痛而脉数，这是属于热邪盛的阳证；相反，若既不发热，又不疼痛，脉亦不数，则属于寒邪盛的阴证。还没有溃脓的痈疽，而脉来洪大，这也是阳证，说明很快就要溃脓了，溃脓而愈；若脓成已溃，仍见洪大脉，说明疮毒未除而气血已伤，应及时重用清热解毒、托里调中之法。

【原文】

肺痈①已成，寸数而实。肺痿②之形，数而无力。

肺痈色白，脉宜短涩。不宜浮大，唾糊呕血。

肠痈③实热，滑数可知。数而不热，关脉芤虚。

微涩而紧，未脓当下。紧数脓成，切不可下。

【提要】

此讲肺痈、肺痿、肠病脉症。

【注释】

①肺痈：病名。临床以发热、咳嗽、胸痛、咳吐腥臭脓血痰为特征的疾病。主要是由风热邪毒袭肺，热壅血瘀，导致血败肺溃肉腐，而成痈脓的疾病。

②肺痿：病名。表现为咳嗽，吐黏稠涎沫，咳声不扬，动则气喘，口干咽燥，形体消瘦，或见潮热，甚则皮毛干枯，舌干红，脉虚数等症。是因多种肺部慢性疾患后期肺叶痿弱不用所致。

③肠痈：病名。属内痈范畴，表现为转移性右下腹痛。常因饮食不节，湿热内阻，致败血浊气壅遏于阑门而引起的肠道痈肿。

【译文】

肺痈发生时，寸部脉数而坚实有力。肺痿的脉象多数而无力。

肺痈病出现面色发白时，脉象宜短而涩，不宜浮大，否则可能出现咳唾黏稠痰，或呕吐脓血。

肠痈属实热证，脉象应滑数。若脉象数而无力，则非实热证，此时关部会出现芤脉或虚脉。

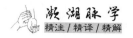

肠痈病若出现微涩而紧的脉象，提示尚未成脓，应当采用攻下的治法。当脉象已变为紧数脉时，则提示已成脓，切不可采用攻下的治法。

【解析】

肺痈，多因痰涎垢腻蕴结成热，熏灼肺脏所致。如痈疡已成，必因热毒内盛，故寸脉多数而实；肺痿，多因脾胃津伤，不能养肺，以致肺脏枯燥，故脉来虽数，却是无力的。患肺痈而面色㿠白，同样是气血极虚的表现，故以脉来短涩为宜。

肠痈多为湿热或瘀血郁积肠内而成，故脉来滑数，属实证。如果不是实热，虽见数脉，也往往是数而无力，这是痈疡溃脓、血液耗散的缘故，甚至会在关部见芤脉。肠痈而见脉微涩而紧，微涩脉虽属虚象，但紧脉却是湿浊凝滞的象征，可以趁它还没有成脓的时候，用温通轻泻的方法，下其湿浊，如通肠饮之类。如脉来紧数，是已经溃脓的信号，只可以采用托里透脓之法。

八、妇儿脉法

【原文】

妇人之脉，以血为本。血旺易胎[1]，气旺难孕。
少阴[2]动甚，谓之有子。尺脉滑利，妊娠可喜。

滑疾不③散，胎必三月。但疾不散，五月可别。

左疾为男，右疾为女。女腹如箕④，男腹如釜⑤。

欲产之脉，其主离经⑥。水下⑦乃产，未下勿惊。

新产之脉，缓滑为吉。实大弦牢，有证则逆。

【提要】

此段讲妇人胎产脉法。

【注释】

①易胎：指容易受孕。

②少阴：指经脉名称，即手少阴心经。出自《素问·平人气象论》："妇人手少阴脉动甚者，妊子也。"

③不：疑为"而"，《脉经》云："脉滑疾，重以手按之散者，胎已三月。"可参。

④箕：指簸箕。此处用以形容孕妇腹部形状圆而宽平，形如簸箕。

⑤釜：音 fǔ，古代的锅。此处用以形容孕妇的腹部形状圆而凸，形如锅底。

⑥离经：指孕妇临产期脉象出现不同于以往平时的脉象。

⑦水：即羊水，为养胎之水。即指羊膜腔内的液体。

【译文】

妇人以血为根本。血气旺盛的人，容易受孕；阳气旺而气血不足的人，难以受孕。妇人少阴之脉搏动明显而滑利的，为已妊娠之象。尺部脉滑利的，表现为气血旺盛，可见于妊娠有喜之脉。孕妇脉滑速流利而略带散软的，多为已经怀孕三个月；若脉来去速而不散，仍很滑利，由此可知已怀孕五个月了。

孕妇左脉疾数为男胎；右脉疾数为女胎。有女胎的孕妇腹部如簸箕底一般的隆起，形状圆而宽；有男胎的孕妇腹部如锅底一般的突出，其状尖圆。

临产之时，其至数与常人不同。如果见到羊水流下，是即将生产了；在没有羊水流下时，是产时未到，不必惊慌紧张。

生产之后，以缓而滑利为吉。若见到实、大、弦、牢等脉象，同时还有不适感，便为逆证。

【解析】

此段叙述了妇人脉象的生理基础，可测知胎儿性别的脉象，以及临产或产后的脉象顺逆。诊察妇人的脉象，最基本的是要从营血的虚、实、寒、热几个方面来分辨。人体内的气和血都很重要，但妇人的营血比起男子来尤为重要。所以对于妇女营血的生理和病理变化的认识，在临床上更有特殊的意义。如妇人营血旺盛，便容易受精成胎；如阴血偏虚，不能养精，便难受孕；而阳气偏旺，更足以伤精。然脉诊验孕，甚至验孕之男女都应该四诊合参，甚至应问清月经史，停经情况，或夫妻生活等。如《濒湖脉学》序中所言："世之医病两家，咸以脉为首务。不知脉乃四诊之末，谓之巧者尔，上士欲会其全，非备四诊不可。"切不可只凭"少阴动甚，谓之有子""左疾为男，右疾为女。女腹如箕，男腹如釜"等妄判。

【原文】

小儿之脉，七至①为平②。更察色证，与虎口纹③。

【提要】

此段讲小儿脉法。

【注释】

①七至：脉搏一息跳动七次。

②平：正常。

③虎口纹：指小儿食指络脉，又称小儿指纹。

【译文】

小儿的脉象，以一息七至为正常。诊小儿病时，除诊脉以外，更重要的是观察气色变，症状表现，以及小儿的指纹形态和颜色。

【解析】

诊小儿脉用一指定三关，即只用一个指头，遍诊寸、关、尺三个部位。小儿脉的搏动较成年人为快，三至五岁以下一呼一吸脉来七至，便算是正常的。八、九至为有热，四、五至为有寒。小儿脉法相对简单，只需分辨出强、弱、缓、急。强为实，弱为虚，缓为正，急为邪。

对于3岁以内的婴幼儿，往往以望指纹代替脉诊，即原文之"虎口"脉纹。拇指和食指的交叉处叫"虎口"，食指第一节为"风关"，第二节为"气关"，第三节为"命关"，在这里主要是观察指纹的颜色，紫色为热，红色为寒，青色为风，白色为疳，黑色为中恶，黄色为脾胃病。指纹仅见于"风关"为

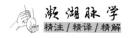

病轻；见于"气关"则稍重；见于"命关"为严重。

除切脉以外，还可以观察小儿的面色，如青色的多是惊风证候；红色的多是大热证候；黄色的多是伤脾、伤湿、伤食的证候；白色的多是虚寒证候；黑色的多属疼痛证候，而且病多危恶。此外，前人在长期的临床实践中从小儿面部气色的变化便可测知疾病的新久和预后。如气色光泽，五色鲜明者多是新病，证多轻而易治；气色沉暗，五色晦浊者，证多重而难疗。临床应根据实际情况，运用多种诊法合参。

九、奇经八脉

【原文】

奇经八脉①，其诊又别。直上直下②，浮则为督。
牢则为冲，紧则任脉。寸左右弹③，阳跷可决。
尺左右弹④，阴跷可别。关左右弹⑤，带脉当决。
尺外斜上⑥，至寸⑦阴维。尺内斜上⑧，至寸阳维。

【提要】

此段讲奇经八脉诊法。

【注释】

①奇经八脉：奇者，异也。奇经是指经脉系统中异于十二正经的八条经脉。包括督脉、任脉、冲脉、带脉、阴跷脉、阳跷脉、阴维脉、阳

维脉。

②直上直下：指寸关尺三部脉体端直，有弦实之感。

③寸左右弹：指寸口脉紧，左右弹手，应指明显。

④尺左右弹：指尺部脉紧，左右弹手，应指明显。

⑤关左右弹：指关部脉紧，左右弹手，应指明显。

⑥尺外斜上：从尺部外侧（拇指侧）斜上至寸部。

⑦至寸：达到寸部。

⑧尺内斜上：从尺部内侧（小指侧）斜上至寸部。

【译文】

奇经八脉的诊法与十二经脉稍有不同。其脉直上直下，若见浮脉为督脉病变；若见牢脉为冲脉病变；若见紧脉为任脉病变。寸部脉左右弹指者，为阳跷脉病变；尺部脉左右弹指者，为阴跷脉病变；关部脉左右弹指者，为带脉病变。脉自尺部外侧斜向前行而达寸部者，为阴维脉病变；脉自内侧斜向前行而达寸部者，为阳维脉病变。

【解析】

人体十二正经，每一经各有脏腑所主，分别为手太阴肺经、手阳明大肠经、足阳明胃经、足太阴脾经、手少阴心经、手太阳小肠经、足太阳膀胱经、足少阴肾经、手厥阴心包经、手少阳三焦经、足少阳胆经、足厥阴肝经。十二经脉有病变，在两手寸、关、尺部都可以通过不同的脉象反映出来。而此处所讲之奇经八脉，除冲、任、督三脉起于胞中之外，一般都不与脏腑直接相连，与正经大不相同，故称为"奇"经。分别有任脉、督脉、冲脉、带脉、阳跷脉、阴跷脉、阳维脉、阴维脉

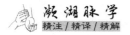

八种。其诊病方法也与十二正经有异，这些内容在现代临床中较少应用，临床实践中不可拘泥。

【原文】

督脉为病，脊强①癫痫②。任脉为病，七疝③瘕坚④。

冲脉为病，逆气里急⑤。带主带下，脐痛精失。

阳维寒热，目眩僵仆⑥。阴维心痛，胸胁刺筑⑦。

阳跷为病，阳缓⑧阴急⑨。阴跷为病，阴缓阳急。

癫痫瘛疭⑩，寒热恍惚。八脉脉证，各有所属。

【提要】

此段进奇经八脉主病。

【注释】

①脊强：颈项、脊柱强直。

②癫痫：病名，可分为癫病和痫病。癫为精神错乱的一种疾病，举止失常。痫是一种发作性神志异常的疾病，俗称"羊痫风"。

③七疝：疝病的七种类型，泛指体腔内容物向外突出引发疼痛等病证。历代著作对于疝病分类都不尽相同。如《儒门事亲》中记载七疝为：水疝、狐疝、气疝、血疝、寒疝、癫疝、筋疝七种；《素问·注证发微》之七疝为：狐疝、㿗（tuí）疝、心疝、肝疝、脾疝、肺疝、肾疝。

④瘕坚：指腹腔内的积块。

⑤逆气里急：指气逆上冲，心腹急痛。

⑥僵仆：突然昏倒，不省人事，身体僵直。

⑦胸胁刺筑：筑，跳动、悸动不安。指胸胁刺痛，心中悸动不安。

⑧缓：指肌肉筋脉弛缓。

⑨急：指肌肉筋脉拘急。

⑩瘛疭：音 chì zòng。瘛，筋脉拘急而收缩；疭，筋脉缓纵而伸开。指肢体抽搐的病证。

【译文】

督脉为病，可发生颈项脊背强直，常见癫证或痫证。任脉为病，常发生各种疝病或体内肿块。

冲脉为病，则内部气逆上冲，心腹急痛不安；带脉为病，则发女子带下、脐痛、男子遗精等病。

阳维脉为病，则发生恶寒发热、眩晕昏厥等症；阴维脉为病，则心胸、两胁刺痛。

阳跷脉为病，则外踝肌肉筋脉弛缓，内踝肌肉筋脉紧急；阴跷脉起于足跟，行内踝，阴跷脉有病，则内踝肌肉筋脉弛缓，外踝肌肉筋脉紧急。

总之，癫痫、瘛疭、寒热、恍惚等病，在奇经八脉病变中都可能出现，但都各有所属，部位、脉象均不同，必须进行仔细分析。

【解析】

奇经八脉各自循行不同，因此主病各异。督脉沿着背脊循行，主持一身的阳气，故督脉的病变，多为阳虚，阳气虚弱不能温养脊髓；或者同时有外邪入侵，都可能出现脊柱强直；若阳虚而痰湿内盛者，还可能诱发癫痫。任脉沿着腹部正中由下而上行，主持一身之阴血，故任脉病变多为血分之虚寒，运行阻滞之疝气或瘕坚积聚。冲脉挟脐左右上行，发为病变，则

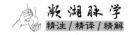

见气往上逆，腹内里急；带脉从季胁部环腰一周，它的病变主要为妇女带下病、脐腹疼痛及男子遗精等；阳维脉循足外侧上行，维系一身之卫气，发为病变，卫虚不能固外，邪气入侵则见恶寒发热等表证；如清阳不升，则两目眩晕，甚至突然颠仆，僵直不省人事；阴维脉循足内侧上行，维系一身之阴血，发为病变，营血亏虚，心失所养则心痛，或胸胁刺痛，甚至悸动不安。阳跷脉循足外侧上行，发为病变，则内踝以上肌肉筋脉拘急，外踝以上肌肉筋脉弛缓；内为阴，外为阳，故曰"阳缓阴急"。阴跷脉循足内侧上行，发为病变，则外踝以上肌肉筋脉拘急，内踝以上肌肉筋脉弛缓，故曰"阴缓阳急"。

十、平人无脉

【原文】

平人无脉，移于外络①。兄位弟乘，阳溪②列缺③。

【提要】

此段进寸口脉的生理异位。

【注释】

①移于外络：移至手臂外侧。

②阳溪：手阳明大肠经穴。位于人体的腕背横纹桡侧，手拇指向上

翘时，当拇短伸肌腱与拇长伸肌腱之间的凹陷中

③列缺：手太阴肺经穴。在前臂桡侧缘，桡骨茎突上方，腕横纹上1.5 寸处，当肱桡肌与拇长展肌腱之间。

【译文】

正常人在寸口部触及不到脉象，可能是因为寸口部的脉反移到手臂外侧。如同弟弟占据了哥哥的位置，所以不是病脉。若出现在阳溪、列缺等部位，称为反关脉或者斜飞脉。

【解析】

反关脉和斜飞脉为生理性变异的脉位。反关脉是桡动脉行于腕关节的背侧，故切脉位置也在寸口的背面；斜飞脉指桡动脉从尺部斜向桡骨茎突背侧，向合谷方向伸延。二者皆为解剖位置的生理性改变，不属于病态，只需在切脉时位置作相应改变即可。

十一、真脏绝脉

【原文】

病脉既明，吉凶当别。经脉之外，又有真脉①。
肝绝②之脉，循刀责责③。心绝之脉，转豆躁疾④。
脾则雀啄⑤，如屋之漏⑥。如水之流，如杯之覆⑦。
肺绝如毛，无根萧索⑧。麻子动摇，浮波之合⑨。

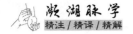

肾脉将绝，至如省客⑩。来如弹石⑪，去如解索⑫。

命脉将绝，虾游鱼翔⑬。至如涌泉⑭，绝在膀胱。

真脉既形，胃已无气。参察色证，断之以臆。

【提要】

此段讲真脏脉的脉象及其临床诊断意义。

【注释】

①真脉：即真脏脉。又名"怪脉""死脉""绝脉""败脉"等，为五脏功能衰竭，真气败露之脉象。主要见于疾病的危重阶段。

②绝：脏气衰败。

③循刀责责：责责，锋利劲急的样子。指犹如触摸于刀刃之上，坚细而无柔和之象。

④躁疾：形容脉率较快而无从容和缓之象。

⑤雀啄：雀啄，即鸟啄食。此处形容脾的真脏脉，脉象在筋肉间，连连数急，如雀啄食之状，此为预示脾胃之气将绝。

⑥如屋之漏：即"屋漏脉"。脉来如破屋漏水，时断时续，节律不匀，良久一动。

⑦如水之流，如杯之覆：覆，翻，倒过来。指脾气将绝，脉如水流不返，杯覆不收，脉气不得接续之意。

⑧肺绝如毛，无根萧索：萧索，指萧条、冷落之意。指肺气将绝，其脉如漂浮的羽毛一样，触之无根，没有生气。

⑨麻子摇动，浮波之合：肺的真脏脉，如麻子仁转动，短小而促急，又如水波前后叠合，至数模糊不清。

⑩省客：指脉象初来脉搏充盈，旋即鼓动而去，时有时无，形容脉象来去无常，至数不匀。《素问·大奇论》："脉至如省客，省客者，脉塞而鼓，是肾气不足也。"

⑪来如弹石：即"弹石脉"。脉来如指弹石，坚动而缺乏柔和。

⑫去如解索：即"解索脉"。脉象去时如解开的绳索，散乱而无序。

⑬虾游鱼翔：即指"虾游脉"和"鱼翔脉"。虾游脉指脉在皮肤如虾游水，时隐时现，难以辨识。鱼翔脉指脉来如鱼游水中，头定而尾摇，似有似无，无有定迹。命门的真脏脉可见"鱼翔脉"和"虾游脉"。

⑭至如涌泉：形容脉来涌出如泉水，有出无回，散漫无根。

【译文】

对于各种病脉脉象和主病明了之后，疾病的吉凶还当辨别清楚。在常见脉之外，还需了解几种真脏脉，均是脏气已绝、病情危重的脉象。

肝气已绝时，脉来就像手指抚摸在刀刃上，感觉弦急而坚硬；心气绝时，脉形极短，像豆粒转动，来去急速。

脾气将绝时，或像麻雀啄食，跳动数次后即有歇止，或如屋漏滴水，良久脉来一次；或如水之流，脉搏至数不清且脉气不继；或如杯倾覆，水流四溢，脉形散大且无规律。

肺气将绝时，脉浮软无力如羽毛轻微触指，稍微重按时，脉搏全无；或极速极微，好比水面的波浪，来去极快，但模糊不清。

肾气将绝时，脉来如访客，初来脉搏充盈，旋即鼓动而去，时有时无。来的时候有如弹石般坚急有力；去的时候又像解散的绳索，散乱无根。

命门将绝时，脉如虾之游在波，时隐时现；又如鱼之翔在水。膀胱之气将绝，则脉如涌出之泉水，有去无来，似有似无，散漫无根。

既然已经出现了真脏脉，证明胃气已无，再结合观察病色等其他症状，便可在心中对疾病进行诊断了。

【解析】

真脏脉一般提示脏腑之气衰竭，胃气不复存在之象。从临床实践来看，有少数心功能紊乱者，也可短暂出现"真脏脉"的表现，并不一定表示脏气衰败，病情危重。故尽管出现了这这些脉象，仍需参考形色、症状等情况，仔细地进行分析研究，然后取得正确的判断，还是比较容易的。

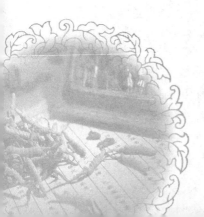

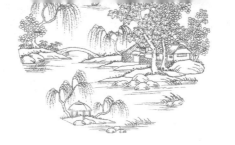

附　《濒湖脉学》歌诀

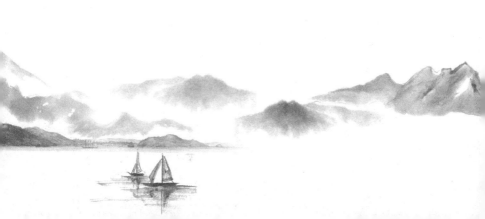

七言脉诀

浮（阳）

体状诗

浮脉惟从肉上行，如循榆荚似毛轻。三秋得令知无恙，久病逢之却可惊。

相类诗

浮如木在水中浮，浮大中空乃是芤。拍拍而浮是洪脉，来时虽盛去悠悠。

浮脉轻平似捻葱，虚来迟大豁然空。浮而柔细方为濡，散似杨花无定踪。

主病诗

浮脉为阳表病居，迟风数热紧寒拘。浮而有力多风热，无力而浮是血虚。

分部诗

寸浮头痛眩生风，或有风痰聚在胸。关上土衰兼木旺，尺中溲便不流通。

沉（阴）

体状诗

水行润下脉来沉，筋骨之间软滑匀。女子寸兮男子尺，四时如此号为平。

相类诗

沉帮筋骨自调匀，伏则推筋着骨寻。沉细如绵真弱脉，弦长实大是牢形。

主病诗

沉潜水蓄阴经病，数热迟寒滑有痰。无力而沉虚与气，沉而有力积并寒。

分部诗

寸沉痰郁水停胸，关主中寒痛不通。尺部浊遗并泄利，肾虚腰及下元痌。

迟（阴）

体状诗

迟来一息至惟三，阳不胜阴气血寒。但把浮沉分表里，消阴须益火之原。

相类诗

脉来三至号为迟，小快于迟作缓持。迟细而难知是涩，浮而迟大以虚推。

主病诗

迟司脏病或多痰，沉痼癥瘕仔细看。有力而迟为冷痛，迟而无力定虚寒。

分部诗

寸迟必是上焦寒，关主中寒痛不堪。尺是肾虚腰脚重，溲便不禁疝牵丸。

数（阳）

体状诗

数脉息间常六至，阴微阳盛必狂烦。浮沉表里分虚实，惟有儿童作吉看。

相类诗

数比平人多一至，紧来如数似弹绳。数而时止名为促，数见关中动脉形。

主病诗

数脉为阳热可知，只将君相火来医。实宜凉泻虚温补，肺

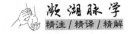

病秋深却畏之。

分部诗

寸数咽喉口舌疮，吐红咳嗽肺生疡。当关胃火并肝火，尺属滋阴降火汤。

滑（阳中阴）

体状相类诗

滑脉如珠替替然，往来流利却还前。莫将滑数为同类，数脉惟看至数间。

主病诗

滑脉为阳元气衰，痰生百病食生灾。上为吐逆下蓄血，女脉调时定有胎。

分部诗

寸滑膈痰生呕吐，吞酸舌强或咳嗽。当关宿食肝脾热，渴痢癫淋看尺部。

涩（阴）

体状诗

细迟短涩往来难，散止依稀应指间。如雨沾沙容易散，病蚕食叶慢而艰。

相类诗

三五不调名曰涩，轻刀刮竹短而难。微似秒芒微软甚，浮沉不别有无间。

主病诗

涩缘血少或伤精，反胃亡阳汗雨淋。寒湿入营为血痹，女人非孕即无经。

分部诗

寸涩心虚痛对胸，胃虚胁胀察关中。尺为精血俱伤候，肠结溲淋或下红。

虚（阴）

体状相类诗

举之迟大按之松，脉状无涯类谷空。莫把芤虚为一例，芤来浮大似慈葱。

主病诗

脉虚身热为伤暑，自汗怔忡惊悸多。发热阴虚须早治，养营益气莫蹉跎。

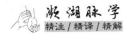

分部诗

血不荣心寸口虚，关中腹胀食难舒。骨蒸痿痹伤精血，却在神门两部居。

实（阳）

体状诗

浮沉皆得大而长，应指无虚幅幅强。热蕴三焦成壮火，通肠发汗始安康。

相类诗

实脉浮沉有力强，紧如弹索转无常。须知牢脉帮筋骨，实大微弦更带长。

主病诗

实脉为阳火郁成，发狂谵语吐频频。或为阳毒或伤食，大便不通或气疼。

分部诗

寸实应知面热风，咽疼舌强气填胸。当关脾热中宫满，尺实腰肠痛不通。

长（阳）

体状相类诗

过于本位脉名长，弦则非然但满张。弦脉与长争较远，良工尺度自能量。

主病诗

长脉迢迢大小匀，反常为病似牵绳。若非阳毒癫痫病，即是阳明热势深。

短（阴）

体状相类诗

两头缩缩名为短，涩短迟迟细且难。短涩而浮秋喜见，三春为贼有邪干。

主病诗

短脉惟于尺寸寻，短而滑数酒伤神。浮为血涩沉为痞，寸主头疼尺腹疼。

洪（阳）

体状诗

脉来洪盛去还衰，满指滔滔应夏时。若在春秋冬月分，升

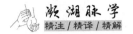

阳散火莫狐疑。

相类诗

洪脉来时拍拍然，去衰来盛似波澜。欲知实脉参差处，举按弦长愊愊坚。

主病诗

脉洪阳盛血应虚，相火炎炎热病居。胀满胃翻须早治，阴虚泻利可踌躇。

分部诗

寸洪心火上焦炎，肺脉洪时金不堪。肝火胃虚关内察，肾虚阴火尺中看。

微（阴）

体状相类诗

微脉轻微瀌瀌乎，按之欲绝有如无。微为阳弱细阴弱，细比于微略较粗。

主病诗

气血微兮脉亦微，恶寒发热汗淋漓。男为劳极诸虚候，女作崩中带下医。

分部诗

寸微气促或心惊，关脉微时胀满形。尺部见之精血弱，恶寒消瘅痛呻吟。

紧（阳）

体状诗

举如转索切如绳，脉象因之得紧名。总是寒邪来作寇，内为腹痛外身疼。

主病诗

紧为诸痛主于寒，喘咳风痫吐冷痰。浮紧表寒须发越，紧沉温散自然安。

分部诗

寸紧人迎气口分，当关心腹痛沉沉。尺中有紧为阴冷，定是奔豚与疝疼。

缓（阴）

体状诗

缓脉阿阿四至通，柳梢袅袅飐轻风。欲从脉里求神气，只在从容和缓中。

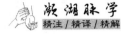

主病诗

缓脉营衰卫有余，或风或湿或脾虚。上为项强下痿痹，分别浮沉大小区。

分部诗

寸缓风邪项背拘，关为风眩胃家虚。神门濡泄或风秘，或是蹒跚足力迂。

芤（阳中阴）

体状诗

芤形浮大软如葱，边实须知内已空。火犯阳经血上溢，热侵阴络下流红。

相类诗

中空旁实乃为芤，浮大而迟虚脉呼。芤更带弦名曰革，芤为失血革血虚。

主病诗

寸芤积血在于胸，关内逢芤肠胃痈。尺部见之多下血，赤淋红痢漏崩中。

弦（阳中阴）

体状诗

弦脉迢迢端直长，肝经木旺土应伤。怒气满胸常欲叫，翳蒙瞳子泪淋浪。

相类诗

弦来端直似丝弦，紧则如绳左右弹。紧言其力弦言象，牢脉弦长沉伏间。

主病诗

弦应东方肝胆经，饮痰寒热疟缠身。浮沉迟数须分别，大小单双有重轻。

分部诗

寸弦头痛膈多痰，寒热癥瘕察左关。关右胃寒心腹痛，尺中阴疝脚拘挛。

革（阴）

体状主病诗

革脉形如按鼓皮，芤弦相合脉寒虚。女人半产并崩漏，男子营虚或梦遗。

牢（阴中阳）

体状相类诗

弦长实大脉牢坚，牢位常居沉伏间。革脉芤弦自浮起，革虚牢实要详看。

主病诗

寒则牢坚里有余，腹心寒痛木乘脾。疝癥瘕痕何愁也，失血阴虚却忌之。

濡（阴）

体状诗

濡形浮细按须轻，水面浮绵力不禁。病后产中犹有药，平人若见是无根。

相类诗

浮而柔细知为濡，沉细而柔作弱持。微则浮微如欲绝，细来沉细近于微。

主病诗

濡为亡血阴虚病，髓海丹田暗已亏。汗雨夜来蒸入骨，血山崩倒湿侵脾。

分部诗

寸濡阳微自汗多，关中其奈气虚何。尺伤精血虚寒甚，温补真阴可起疴。

弱（阴）

体状诗

弱来无力按之柔，柔细而沉不见浮。阳陷入阴精血弱，白头犹可少年愁。

主病诗

弱脉阴虚阳气衰，恶寒发热骨筋痿。多惊多汗精神减，益气调营急早医。

分部诗

寸弱阳虚病可知，关为胃弱与脾衰。欲求阳陷阴虚病，须把神门两部推。

散（阴）

体状诗

散似杨花散漫飞，去来无定至难齐。产为生兆胎为堕，久病逢之不必医。

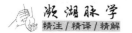

相类诗

散脉无拘散漫然，濡来浮细水中绵。浮而迟大为虚脉，芤脉中空有两边。

主病分部诗

左寸怔忡右寸汗，溢饮左关应软散。右关软散胻胕肿，散居两尺魂应断。

细（阴）

体状诗

细来累累细如丝，应指沉沉无绝期。春夏少年俱不利，秋冬老弱却相宜。

主病诗

细脉萦萦血气衰，诸虚劳损七情乖。若非湿气侵腰肾，即是伤精汗泄来。

分部诗

寸细应知呕吐频，入关腹胀胃虚形。尺逢定是丹田冷，泄痢遗精号脱阴。

伏（阴）

体状诗

伏脉推筋着骨寻，指间裁动隐然深。伤寒欲汗阳将解，厥逆脐疼证属阴。

主病诗

伏为霍乱吐频频，腹痛多缘宿食停。蓄饮老痰成积聚，散寒温里莫因循。

分部诗

食郁胸中双寸伏，欲吐不吐常兀兀。当关腹痛困沉沉，关后疝疼还破腹。

动（阳）

体状诗

动脉摇摇数在关，无头无尾豆形团。其原本是阴阳搏，虚者摇兮胜者安。

主病诗

动脉专司痛与惊，汗因阳动热因阴。或为泄痢拘挛病，男子亡精女子崩。

促（阳）

体状诗

促脉数而时一止，此为阳极欲亡阴。三焦郁火炎炎盛，进必无生退可生。

主病诗

促脉惟将火病医，其因有五细推之。时时喘咳皆痰积，或发狂斑与毒疽。

结（阴）

体状诗

结脉缓而时一止，独阴偏盛欲亡阳。浮为气滞沉为积，汗下分明在主张。

主病诗

结脉皆因气血凝，老痰结滞苦沉吟。内生积聚外痈肿，疝瘕为殃病属阴。

代（阴）

体状诗

动而中止不能还，复动因而作代看。病者得之犹可疗，平人却与寿相关。

相类诗

数而时止名为促，缓止须将结脉呼。止不能回方是代，结生代死自殊涂。

主病诗

代脉元因脏气衰，腹痛泄利下元亏。或为吐泻中宫病，女子怀胎三月兮。

预后诗

五十不止身无病，数内有止皆知定。四十一止一脏绝，四年之后多亡命。

三十一止即三年，二十一止二年应。十动一止一年殂，更观气色兼形证。

两动一止三四日，三四动止应六七。五六一止七八朝，次第推之自无失。

四言举要

经脉与脉气

脉乃血脉，气血之先。血之隧道，气息应焉。
其象法地，血之府也。心之合也，皮之部也。
资始于肾，资生于胃。阳中之阴，本乎营卫。

营者阴血，卫者阳气。营行脉中，卫行脉外。
脉不自行，随气而至。气动脉应，阴阳之义。
气如橐籥，血如波澜。血脉气息，上下循环。
十二经中，皆有动脉。惟手太阴，寸口取决。
此经属肺，上系吭嗌。脉之大会，息之出入。
一呼一吸，四至为息。日夜一万，三千五百。
一呼一吸，脉行六寸。日夜八百，十丈为准。

部位与诊法

初持脉时，令仰其掌。掌后高骨，是谓关上。
关前为阳，关后为阴。阳寸阴尺，先后推寻。
心肝居左，肺脾居右。肾与命门，居两尺部。
魂魄谷神，皆见寸口。左主司官，右主司府。
左大顺男，右大顺女。本命扶命，男左女右。
关前一分，人命之主。左为人迎，右为气口。
神门决断，两在关后。人无二脉，病死不愈。
男女脉同，惟尺则异。阳弱阴盛，反此病至。
脉有七诊，曰浮中沉。上下左右，消息求寻。
又有九候，举按轻重。三部浮沉，各候五动。
寸候胸上，关候膈下。尺候于脐，下至跟踝。
左脉候左，右脉候右。病随所在，不病者否。

五脏平脉

浮为心肺，沉为肾肝。脾胃中州，浮沉之间。
心脉之浮，浮大而散。肺脉之浮，浮涩而短。
肝脉之沉，沉而弦长。肾脉之沉，沉实而濡。

脾胃属土，脉宜和缓。命为相火，左寸同断。
春弦夏洪，秋毛冬石。四季和缓，是谓平脉。
太过实强，病生于外。不及虚微，病生于内。
春得秋脉，死在金日。五脏准此，推之不失。
四时百病，胃气为本。脉贵有神，不可不审。

辨脉提纲

调停自气，呼吸定息。四至五至，平和之则。
三至为迟，迟则为冷。六至为数，数即热证。
转迟转冷，转数转热。迟数既明，浮沉当别。
浮沉迟数，辨内外因。外因于天，内因于人。
天有阴阳，风雨晦明。人喜怒忧，思悲恐惊。
外因之浮，则为表证。沉里迟阴，数则阳盛。
内因之浮，虚风所为。沉气迟冷，数热何疑。
浮数表热，沉数里热。浮迟表虚，沉迟冷结。
表里阴阳，风气冷热。辨内外因，脉证参别。
脉理浩繁，总括于四。既得提纲，引申触类。

诸脉形态

浮脉法天，轻手可得。泛泛在上，如水漂木。
有力洪大，来盛去悠。无力虚大，迟而且柔。
虚甚则散，涣漫不收。有边无中，其名曰芤。
浮小为濡，绵浮水面。濡甚则微，不任寻按。
沉脉法地，近于筋骨。深深在下，沉极为伏。
有力为牢，实大弦长。牢甚则实，愊愊而强。

无力为弱，柔小如绵。弱甚则细，如蛛丝然。

迟脉属阴，一息三至。小驶于迟，缓不及四。

二损一败，病不可治。两息夺精，脉已无气。

浮大虚散，或见芤革。浮小濡微，沉小细弱。

迟细为涩，往来极难。易散一止，止而复还。

结则来缓，止而复来。代则来缓，止不能回。

数脉属阳，六至一息。七疾八极，九至为脱。

浮大者洪，沉大牢实。往来流利，是谓之滑。

有力为紧，弹如转索。数见寸口，有止为促。

数见关中，动脉可候。厥厥动摇，状如小豆。

长则气治，过于本位。长而端直，弦脉应指。

短则气病，不能满部。不见于关，惟尺寸候。

诸脉主病

一脉一形，各有主病。数脉相兼，则见诸证。

浮脉主表，里必不足。有力风热，无力血弱。

浮迟风虚，浮数风热。浮紧风寒，浮缓风湿。

浮虚伤暑，浮芤失血。浮洪虚火，浮微劳极。

浮濡阴虚，浮散虚剧。浮弦痰饮，浮滑痰热。

沉脉主里，主寒主积。有力痰食，无力气郁。

沉迟虚寒，沉数热伏。沉紧冷痛，沉缓水蓄。

沉牢痼冷，沉实热极。沉弱阴虚，沉细痹湿。

沉弦饮痛，沉滑宿食。沉伏吐利，阴毒聚积。

迟脉主脏，阳气伏潜。有力为痛，无力虚寒。

数脉主腑，主吐主狂。有力为热，无力为疮。

滑脉主痰，或伤于食。下为蓄血，上为吐逆。

涩脉少血，或中寒湿。反胃结肠，自汗厥逆。

弦脉主饮，病属胆肝。弦数多热，弦迟多寒。

浮弦支饮，沉弦悬痛。阳弦头痛，阴弦腹痛。

紧脉主寒，又主诸痛。浮紧表寒，沉紧里痛。

长脉气平，短脉气病。细则气少，大则病进。

浮长风痫，沉短宿食。血虚脉虚，气实脉实。

洪脉为热，其阴则虚。细脉为湿，其血则虚。

缓大者风，缓细者湿。缓涩血少，缓滑内热。

濡小阴虚，弱小阳竭。阳竭恶寒，阴虚发热。

阳微恶寒，阴微发热。男微虚损，女微泻血。

阳动汗出，阴动发热。为痛与惊，崩中失血。

虚寒相搏，其名为革。男子失精，女子失血。

阳盛则促，肺痈阳毒。阴盛则结，疝瘕积郁。

代则气衰，或泄脓血。伤寒心悸，女胎三月。

杂病脉象

脉之主病，有宜不宜。阴阳顺逆，凶吉可推。

中风浮缓，急实则忌。浮滑中痰，沉迟中气。

尸厥沉滑，卒不知人。入脏身冷，入腑身温。

风伤于卫，浮缓有汗。寒伤于营，浮紧无汗。

暑伤于气，脉虚身热。湿伤于血，脉缓细涩。

伤寒热病，脉喜浮洪。沉微涩小，证反必凶。

汗后脉静，身凉则安。汗后脉躁，热甚必难。

阳病见阴，病必危殆。阴病见阳，虽困无害。

上不至关，阴气已绝。下不至关，阳气已竭。

代脉止歇，脏绝倾危。散脉无根，形损难医。

饮食内伤，气口急滑。劳倦内伤，脾脉大弱。

欲知是气，下手脉沉。沉极则伏，涩弱久深。

火郁多沉，滑痰紧食。气涩血芤，数火细湿。

滑主多痰，弦主留饮。热则滑数，寒则弦紧。

浮滑兼风，沉滑兼气。食伤短疾，湿留濡细。

疟脉自弦，弦数者热。弦迟者寒，代散者折。

泄泻下痢，沉小滑弱。实大浮洪，发热则恶。

呕吐反胃，浮滑者昌。弦数紧涩，结肠者亡。

霍乱之候，脉代勿讶。厥逆迟微，是则可怕。

咳嗽多浮，聚肺关胃。沉紧小危，浮濡易治。

喘急息肩，浮滑者顺。沉涩肢寒，散脉逆证。

病热有火，洪数可医。沉微无火，无根者危。

骨蒸发热，脉数而虚。热而涩小，必殒其躯。

劳极诸虚，浮软微弱。土败双弦，火炎急数。

诸病失血，脉必见芤。缓小可喜，数大可忧。

瘀血内蓄，却宜牢大。沉小涩微，反成其害。

遗精白浊，微涩而弱。火盛阴虚，芤濡洪数。

三消之脉，浮大者生。细小微涩，形脱可惊。

小便淋閟，鼻头色黄。涩小无血，数大何妨。

大便燥结，须分气血。阳数而实，阴迟而涩。

癫乃重阴，狂乃重阳。浮洪吉兆，沉急凶殃。

痫脉宜虚，实急者恶。浮阳沉阴，滑痰数热。

喉痹之脉，数热迟寒。缠喉走马，微伏则难。

诸风眩晕，有火有痰。左涩死血，右大虚看。
头痛多弦，浮风紧寒。热洪湿细，缓滑厥痰。
气虚弦软，血虚微涩。肾厥弦坚，真痛短涩。
心腹之痛，其类有九。细迟从吉，浮大延久。
疝气弦急，积聚在里。牢急者生，弱急者死。
腰痛之脉，多沉而弦。兼浮者风，兼紧者寒。
弦滑痰饮，濡细肾着。大乃肾虚，沉实闪肭。
脚气有四，迟寒数热。浮滑者风，濡细者湿。
痿病肺虚，脉多微缓。或涩或紧，或细或濡。
风寒湿气，合而为痹。浮涩而紧，三脉乃备。
五疸实热，脉必洪数。涩微属虚，切忌发渴。
脉得诸沉，责其有水。浮气与风，沉石或里。
沉数为阳，沉迟为阴。浮大出厄，虚小可惊。
胀满脉弦，土制于木。湿热数洪，阴寒迟弱。
浮为虚满，紧则中实。浮大可治，虚小危极。
五脏为积，六腑为聚。实强者生，沉细者死。
中恶腹胀，紧细者生。脉若浮大，邪气已深。
痈疽浮散，恶寒发热。若有痛处，痈疽所发。
脉数发热，而痛者阳。不数不热，不疼阴疮。
未溃痈疽，不怕洪大。已溃痈疽，洪大可怕。
肺痈已成，寸数而实。肺痿之形，数而无力。
肺痈色白，脉宜短涩。不宜浮大，唾糊呕血。
肠痈实热，滑数可知。数而不热，关脉芤虚。
微涩而紧，未脓当下。紧数脓成，切不可下。

妇儿脉法

妇人之脉，以血为本。血旺易胎，气旺难孕。

少阴动甚，谓之有子。尺脉滑利，妊娠可喜。

滑疾不散，胎必三月。但疾不散，五月可别。

左疾为男，右疾为女。女腹如箕，男腹如釜。

欲产之脉，其主离经。水下乃产，未下勿惊。

新产之脉，缓滑为吉。实大弦牢，有证则逆。

小儿之脉，七至为平。更察色证，与虎口纹。

奇经八脉

奇经八脉，其诊又别。直上直下，浮则为督。

牢则为冲，紧则任脉。寸左右弹，阳跷可决。

尺左右弹，阴跷可别。关左右弹，带脉当决。

尺外斜上，至寸阴维。尺内斜上，至寸阳维。

督脉为病，脊强癫痫。任脉为病，七疝瘕坚。

冲脉为病，逆气里急。带主带下，脐痛精失。

阳维寒热，目眩僵仆。阴维心痛，胸胁刺筑。

阳跷为病，阳缓阴急。阴跷为病，阴缓阳急。

癫痫瘈疭，寒热恍惚。八脉脉证，各有所属。

平人无脉

平人无脉，移于外络。兄位弟乘，阳溪列缺。

真脏绝脉

病脉既明，吉凶当别。经脉之外，又有真脉。

肝绝之脉，循刀责责。心绝之脉，转豆躁疾。

脾则雀啄，如屋之漏。如水之流，如杯之覆。

肺绝如毛，无根萧索。麻子动摇，浮波之合。

肾脉将绝，至如省客。来如弹石，去如解索。

命脉将绝，虾游鱼翔。至如涌泉，绝在膀胱。

真脉既形，胃已无气。参察色证，断之以臆。